U0257570

中山大学放射肿瘤学系列丛书

鼻咽癌放射治疗
神经损伤诊疗规范

主　编　唐亚梅　李　艺

编　者（按姓氏笔画排序）
　　　　中山大学孙逸仙纪念医院神经科
　　　　闫振文　吴　榕　容小明
　　　　徐永腾　黎祥喷

北京大学医学出版社

BIYANAI FANGSHE ZHILIAO SHENJING SUNSHANG
ZHENLIAO GUIFAN

图书在版编目（CIP）数据

鼻咽癌放射治疗神经损伤诊疗规范 / 唐亚梅，李艺
主编. -- 北京：北京大学医学出版社，2017.5
（中山大学放射肿瘤学系列丛书）
ISBN 978-7-5659-1592-5

Ⅰ.①鼻… Ⅱ.①唐…②李… Ⅲ.①鼻咽癌－神经
系统－放射损伤－诊疗－规范 Ⅳ.①R739.63-65
②R818.896-65

中国版本图书馆CIP数据核字（2017）第077016号

鼻咽癌放射治疗神经损伤诊疗规范

主　　编：唐亚梅　李　艺
出版发行：北京大学医学出版社
地　　址：（100191）北京市海淀区学院路38号　北京大学医学部院内
电　　话：发行部 010-82802230；图书邮购 010-82802495
网　　址：http://www.pumpress.com.cn
E－mail：booksale@bjmu.edu.cn
印　　刷：北京佳信达欣艺术印刷有限公司
经　　销：新华书店
责任编辑：马联华　　责任校对：金彤文　　责任印制：李　啸
开　　本：889 mm×1194 mm　1/32　印张：2.75　　字数：50千字
版　　次：2017年5月第1版　2017年5月第1次印刷
书　　号：ISBN 978-7-5659-1592-5
定　　价：15.00元
版权所有，违者必究
（凡属质量问题请与本社发行部联系退换）

中山大学放射肿瘤学系列丛书

丛书编委会

中山大学放射肿瘤学系列丛书

丛书序言

放射治疗（简称放疗）作为传统肿瘤治疗三大手段之一，在肿瘤治疗中起着越来越重要的作用。近20年，随着放射治疗学新理论、新技术、新设备、新方法的不断出现，肿瘤放射治疗进展异常迅速，放射治疗方法和技术有很大的改变，治疗效果有了很大的提高。

中山大学肿瘤防治中心放射治疗科是目前全国最大的集医疗、教学、科研于一体的放疗中心，2014年获准作为全国首批住院医师规范化培训（放射肿瘤专业）基地，拥有各种技术先进的直线加速器12台，调强放射治疗从2010年起成为常规的放射治疗。此外，中山大学肿瘤防治中心放射治疗科还有容积调强放疗技术、立体定向放射治疗（SBRT）技术、影像引导放射治疗（IGRT）技术和3F（flattening，filter，free）技术，每天照射患者近1 000例。中山大学肿瘤防治中心放射治疗科每年招收一年制、半年制和短期培训的放射肿瘤进修生近100人，有硕士生导师18人、博士生导师6人，承担国家863计划课题1项，获国家科技进步二等奖2项。

在长期的放射肿瘤临床、教学、科研实践中，我们积累了大量丰富的恶性肿瘤临床治疗经验。中山大学肿瘤防治中心放射治疗科先后出版了《后装治疗》《实用鼻咽癌放射治疗》《实用恶性肿瘤放射治疗学》《常见恶性肿瘤放射治疗手册》等专业著作。在此基础上，以中山大学肿瘤防治中心放射治疗科为主，我们组织了中山大学各附属医院的放射肿瘤学专家、学者，从放射技术学、放射物理学、放射生物学、放射临床肿瘤学、放射治疗护理等方面编写"中山大学放射肿瘤学系列丛书"，希望能把中山大学肿瘤放射治疗的经验分享给同行。在此，谨对给予"中山大学放射肿瘤学系列丛书"的出版帮助的所有人表示诚挚的谢意。

中山大学肿瘤防治中心
夏云飞
2015 年 10 月

前　言

鼻咽癌是中国华南地区高发肿瘤，具有地域聚集性、种族易感性及家族高发性。因鼻咽癌的早期症状不典型，初诊时患者病程多为中晚期。放射治疗是鼻咽癌的主要治疗手段。在放射治疗（简称放疗）的过程中，一些照射野内的正常组织会不可避免地受到不同程度的照射和损伤，例如，放射性神经损伤就是常见于头颈部恶性肿瘤患者放疗后的严重并发症。一方面，随着直线加速器、X 刀、γ 刀、光子刀、组织间近距离放疗等放疗技术在临床上的广泛应用，以及各种影像学检查特别是磁共振检查的日益普及，上述疾病的诊断逐渐增多。另一方面，随着肿瘤发病率的升高及放疗的广泛应用，特别是立体定向放疗、调强适形放疗应用于临床以来，放疗的工作范围扩大了，放射性脑损伤的发病人数也逐渐上升。

有鉴于此，基于中山大学附属肿瘤防治中心半个世纪来对鼻咽癌放疗的研究与临床经验，以及中山大学孙逸仙纪念医院神经科长期的放射性神经损伤临床与基础研究，结合国内外相关研究结果，针对鼻咽癌放疗后神经损伤的临床诊治，我们撰写了《鼻咽癌放射治疗神经损伤诊疗规范》。本书是关于鼻咽癌放疗后神经损伤临床诊治规范和参考手册，对鼻咽癌放疗后神经损伤，包括脑损伤、脊髓损伤、脑神经损伤等，从多个方面进行了系统而全面的介绍，并着重于鼻咽癌放疗后神经损伤的诊断和治疗，提供了国际前沿的、切实有效的规范化指导建议。本书简明扼要，实用方便，可以为从事肿瘤放疗尤其鼻咽癌放疗工作的专业人士，以及对相关疾病有需要、有兴趣的耳鼻咽喉头颈外科、神经内科、神经外科专业人士提供临床参考，可以作为可随身携带的临床参考手册。

限于著者水平，本书难免有遗漏及错误之处，恳请读者不吝赐教，以便再版时更正。

唐亚梅

2016 年 11 月

目　录

第一部分　临床诊断

一、放射性脑损伤

（一）概述

放射性脑损伤的潜伏期为 7~54 个月，有报道最长可达 33 年。放射性脑损伤症状多出现于照射结束后 6 个月到 7 年；常表现为一侧运动、感觉和（或）神经反射障碍，可有失语，癫痫，意识障碍，以及精神异常等；如有弥漫性脑白质损伤，可出现精神症状，包括人格改变、记忆力减退、精神错乱、注意力降低、学习困难、痴呆，严重时可致死。

（二）临床表现

1. 放射性脑损伤根据出现的时间分为急性型、早迟发反应型和晚迟发反应型

（1）急性型：该型症状常发生于放疗过程中或照射后数天至 1 个月，多数在 7 日内；在照射初期表现为头痛、恶心、呕吐、记忆力减退等症状；严重者可迅速转为意识障碍、定向障碍、共济失调，部分患者可在数日内出现昏迷，伴发心血管功能衰竭而死亡。急性期脑损伤多数为可逆性过程，治疗及停止照射后，症

状可减轻或消失。

（2）早迟发反应型：该型症状常发生于照射后1～6个月，表现为嗜睡、恶心、呕吐、易怒、学习记忆力减退等，也可表现为一过性、自限性的疲劳感或局部神经系统症状的恶化，可见嗜睡综合征、认知功能下降、肿瘤假性进展（pseudoprogression）、菱脑炎等亚型。

（3）晚迟发反应型：该型症状常出现于照射结束后6个月到7年，国内资料报道多在照射后1～5年，是鼻咽癌放疗后放射性脑损伤最常见的临床类型，又称为晚发性放射性脑损伤。其发生率为3%～5%，常见于剂量大于50 Gy者。局灶性放射性脑坏死的发生与照射总剂量、照射时间、照射次数、照射野大小、患者个体因素（年龄、合并糖尿病、联合化疗等）及个体对射线的敏感性有关。

鼻咽癌放疗后，由于其放射野邻近颞叶，颞叶放射性坏死常见，这类患者的常见临床表现如下所述。

1）精神症状：①记忆力减退：远近记忆力均减退，特别是近事遗忘，严重者甚至记不得亲人的名字；②定向力障碍：对时间、地点、人物均有不同程度的认识错误；③精神状态：表现为退缩、呆滞、答非所问，个别病例出现幻觉，包括视、听、嗅、触等幻觉；④智能：有不同程度的减退，甚至完全痴呆。这类患者常表现为癫痫发作，其发生率可高达31.4%。

2）颅内高压的症状：表现为头痛、呕吐和意识障碍。

由于鼻咽癌放射野的特点，放射性脑损伤也可累及脑桥，可向中脑及延髓延伸；偶尔可向上累及丘脑，向下累及颈髓上段；表现为：复视、头晕、构音不清、吞咽困难和走路不稳等。客观检查，可有眼球外展麻痹、眼球震颤、舌肌萎缩、咽反射消失、肢体共济失调等脑桥及延髓受损征象。

2. 放射性脑损伤根据病程特点可分为急性损伤期、临床缓解期和囊变期

（1）急性损伤期：鼻咽癌患者在放疗后或在放射性脑损伤临床缓解期，头颅 MRI 检查发现脑部新发病灶或原有病灶明显增大，以脑白质水肿为主要特点，边界模糊，伴有或不伴有头痛、认知功能障碍、癫痫发作、意识障碍、神经功能障碍（如肢体麻木、瘫痪）等新发脑损伤症状。

（2）临床缓解期：鼻咽癌患者放射性脑损伤经过规范化的急性损伤期治疗，足量足疗程，头颅 MRI 显示原有病灶缩小，边界变得清晰，甚至原有病灶基本消失，伴有放射性脑损伤症状的临床缓解或控制。

（3）囊变期：放射性脑损伤患者头颅 MRI 显示病灶边界清晰和囊性变，信号接近游离水信号，有或无占位效应，囊变病灶周围无或有极少量脑水肿病灶。有些患者在首次发现并诊断为放射性脑损伤时已经处于囊变期。囊变期病情较稳定，病灶可长期无变化。

（三）实验室及影像学检查

放射性脑损伤的临床诊断主要依靠病史、临床表现和影像学表现，最终确诊靠病理诊断。但因脑组织取病理风险较大，故影像学是目前主要的诊断方法。

1. 计算机断层扫描（CT）

病程早期，CT 无阳性表现，典型者表现为白质内均匀的、"指状"分布的、低密度灶，边缘较模糊，伴有水肿和不同程度的占位效应，部分两侧不对称性病变或单侧病变可因脑室受压，中线向健侧或病变程度较轻一侧移位；增强扫描无强化或有轻微周边强化。病程晚期，CT 表现为圆形或椭圆形、边界较为光整的、低密度区；CT 值常显示其中心部分为液性，此时占位效应多不明显，甚至可以出现脑实质萎缩、中线向患侧移位等表现；增强扫描没有强化或有轻度强化，强化主要是由于血脑屏障的异常通透性所致。放射性脑损伤的颅脑 CT 表现见表 1.1。

表 1.1　放射性脑损伤的颅脑 CT 表现

	病程早期	病程后期	病程晚期
平扫	常无阳性表现	典型表现为平扫时照射野内均匀、低密度区，边界不清	晚期可见局部脑组织萎缩，脑室增大，囊性变伴中心坏死，可有斑点状钙化
强化		增强时无强化或有轻微周边强化	

2. 磁共振成像（MRI）

放射性脑损伤的影像学病理基础是水肿和脱髓鞘，脑组织中自由水和结合水的含量增加。早期 MRI 表现为：损伤组织的 T_1、T_2 弛豫时间延长，即 T_1 加权像（T_1WI）呈低信号，T_2 加权像（T_2WI）呈高信号。晚期，病变出现液化坏死，T_1WI 信号更低，T_2WI 信号更高，与脑脊液相仿；由于血管损伤导致血脑屏障通透性增高，顺磁性对比剂（Gd-DTPA）增强扫描时可见受损区强化，强化后的病灶形态多种多样，可呈花环样、泥沙样；在强化病灶内可有散在的低信号无强化区，为出现坏死的中央区。放射性脑损伤的颅脑 MRI 表现见表 1.2。

表 1.2　放射性脑损伤的颅脑 MRI 表现

	急性型/早迟发反应型	晚迟发反应型
平扫	T_1WI 呈等信号或低信号，T_2WI 呈高信号，且敏感性较强，病变范围比 T_1WI 更广	T_1WI 多数呈低信号，少数呈低信号和等信号混合信号，偶尔可见囊状病灶，周围水肿，可伴有坏死、出血，表现为不同程度的占位效应
强化	强化不明显	部分可呈团块状、花环状或泥沙样不规则强化

3. 磁共振扩散加权成像（diffusion-weighted imaging, DWI）

磁共振 DWI 可以作为早期监测方法之一，还可用来区分放射性脑损伤和肿瘤。放射性脑损伤，无论是囊变、水肿还是异常强化灶，其表观扩散系数（apparent diffusion coefficient, ADC）值都显著高于正常脑组织；而对不同患者的放射性坏死的异常强化灶进行的比较显示，低 ADC 值与脑组织的进行性或永久性损伤有关，即 ADC 值越低，其永久性损伤的可能越大。放射性脑损伤的磁共振 DWI 呈低信号，在 ADC 图上呈高信号；而肿瘤磁共振 DWI 呈高信号，在 ADC 图上呈低信号。

4. 扩散张量成像（diffusion tensor imaging，DTI）

DTI 能监测到放疗后脑组织常规 MRI 显示无异常的早期改变，并且其各向异性指标值较 DWI 各向同性指标值更敏感。

5. 磁共振波谱（magnetic resonance spectroscopy，MRS）

MRS 对于放射性脑损伤的预防及早期诊断都有重要的意义。此外，通过连续的 MRS 分析及追踪观察、对放疗前后的脑组织代谢改变进行比较，还可作为疗效评估方法。但 MRS 尚不能对脑肿瘤与放射性坏死相互混杂的病灶进行定性诊断。仅用 H-MRS 评估脑损伤和肿瘤复发也需谨慎，特别是对恶性度高的胶质瘤的评估。对于有异常强化灶的放疗后患者，MRS 已成为确定其是否需要进行组织活检的筛选手段。

6. 磁共振灌注成像（magnetic resonance perfusion，MRP）

局部脑血容量（regional cerebral blood volume，rCBV）的测量可提供病理血管信息，以精确地鉴别肿瘤复发和放射性脑坏死。缺乏新生血管的 rCBV 信息与放射性脑坏死有关，而富含新生血管的 rCBV 信息与肿瘤复发有关。

7. 磁共振血管成像（magnetic resonance angiography，MRA）

放射性脑损伤的 MRA 在急性期和早迟发反应期无异常发现，

在晚迟发反应期多表现为损伤区血管减少、血管狭窄及血管变形移位等。

8. 正电子发射体层显像术（positron emission tomography, PET）

PET 可用于区分放射性坏死和肿瘤复发。PET 鉴别放射性脑坏死与肿瘤复发的敏感性为 80% ~ 90%，特异性为 50% ~ 90%。

各种影像学检查的特点和用途见表 1.3。

表 1.3　放射性脑损伤的颅脑影像学表现

	特点	用途
CT	由于伪影干扰，CT 对显示颞叶最下部小的脑损伤及脑干损伤受到限制	常规检查不能早期发现病变；多层螺旋 CT，双源 CT 可减少颅底伪影，但对软组织的分辨率仍不如 MRI
MRI	可多平面成像，与 CT 相比能更清楚地显示颞叶灰质病变；在显示白质病变方面，T_2WI 比 CT 更敏感	首选检查，在有明显占位时，可用于区别放射性脑损伤、肿瘤复发及转移癌
PET	可早期诊断放射性脑损伤	可用于鉴别放射性脑损伤与肿瘤复发
功能成像技术		
MRP	可评估毛细血管床状态和功能、测量局部脑血流量图、提供病理血管信息	主要用于肿瘤恶性度的初步评估，有助于鉴别放疗反应、瘢痕或肿瘤复发
MRS	可实现无创、直接获得活体组织细胞的生化和代谢信息的检测方法	可用于早期诊断放射性脑损伤，有助于鉴别放射性脑损伤与肿瘤复发；可用于对放疗前后的脑组织代谢改变进行比较，还可作为疗效评估
DWI	反映早期神经元脱髓鞘改变	辅助诊断
MRA	难以精确检测未闭血管损伤并评估损伤程度	辅助检查

（四）诊断标准

1. 剂量阈值

常见于分次照射脑的累积剂量≥60 Gy，一次照射或等效一次照射剂量≥10 Gy。放疗所致的损伤与分割方式和受照体积有关。

2. 临床表现

根据不同症状发生的时间可分为三型：①急性型：常发生于照射后数天至 1 个月，表现为头痛、恶心、呕吐、体温升高，甚至表现为精神和意识状态的改变，以及局部神经系统症状恶化或癫痫发作，一般可以恢复。②早迟发反应型：常发生于照射后 1～6 个月，表现为嗜睡、恶心、呕吐、易怒、食欲缺乏、兴奋性增高、学习记忆力减退等，也可表现为一过性、自限性疲劳感或局部神经系统症状恶化。③晚迟发反应型：常发生于照射 6 个月后，根据病变的范围可分为局限性脑坏死和弥漫性脑白质损伤；局限性脑坏死的症状和体征取决于照射部位，常表现为一侧运动、感觉和（或）神经反射障碍，失语，癫痫，意识障碍，以及精神异常等；弥漫性脑白质损伤可出现精神症状，包括人格改变、记忆力减退、精神错乱、注意力降低、学习困难、痴呆等，严重可致死。

3. 影像学表现

头颅 MRI 符合放射性脑损伤的表现，并排除肿瘤复发。

二、放射性脑神经损伤

1．概述

脑神经的受累决定患者的主诉。

2．临床表现

放射性脑神经损伤多出现在放疗后存活 3～5 年以上的患者，表现为某一脑神经或多条脑神经麻痹。就鼻咽癌而言，常见于后组脑神经，尤以舌下神经、迷走神经多见，舌咽神经次之，也可见展神经麻痹、三叉神经损伤、视神经损伤。

（1）嗅神经损伤：主要表现为嗅觉障碍，如嗅觉减退、嗅觉缺失、嗅幻觉、嗅觉过敏及嗅觉异常等。其中嗅觉减退及嗅觉缺失见于嗅觉传导通路损害，而另外几种嗅觉障碍多见于嗅觉中枢放射性损伤，如沟回放射性损伤导致幻嗅等癫痫发作。

（2）视神经损伤：放射性视神经损伤早期表现通常为视野缺损、突发的无痛性单眼视力丧失。也可继发于短暂的发作性视物模糊，部分患者在数周或数月内出现对侧视力下降，可合并眼眶周围及眶后疼痛。视野缺损常为中心暗点、旁中心暗点、象限性或颞侧偏盲。多见于颅底、眼眶、筛骨或蝶窦的放疗后。视神经损伤通常是破坏性的，大多数受损眼睛的视敏度严重下降，多数患者最后发展至全盲。

（3）动眼、滑车及展神经损伤：动眼、滑车及展神经都是眼球肌肉的运动神经，它们三者之一损伤或联合损伤会造成眼球活动障碍、复视等症状。

（4）三叉神经损伤：多表现为面部钝性疼痛，呈持续性。在三叉神经区域内可查到感觉障碍，并伴有其他脑神经如眼球运动神经障碍，面部无触发点。

（5）面神经损伤：表现为一侧周围性面瘫，即前额纹消失，眼裂扩大，鼻唇沟平坦，口角下垂，露齿时偏向健侧。病侧面部不能做皱眉、闭目、鼓气、噘嘴等动作。

（6）耳蜗神经损伤：表现为听力下降和耳鸣。但研究表明，放射性损伤造成的听力下降多是鼓膜或耳咽管功能异常而产生的传导性耳聋，也不排除部分听力下降源于放射线对耳蜗神经的直接损害。

（7）舌咽神经损伤：引起咽喉部及舌后感觉障碍，有时伴有腮腺分泌功能障碍。

（8）迷走神经损伤：以影响喉返神经为主，单侧喉返神经损伤有同侧声带麻痹；双侧喉返神经损伤则声带位置均居于正中位，出现喉门狭窄，声音嘶哑，甚至失声，呼吸困难；有时出现喉鸣。因单侧声带麻痹多见于特发性或病毒感染后，故单侧声带麻痹不是放射性脑神经损伤的绝对和可靠症状，除非合并有其他脑神经损害的表现。构音障碍的常用评估方法包括 Frenchay 评定法和中康汉语构音障碍评定法。Frenchay 构音障碍评估法是目前常用的构音器官功能检查法，包括 8 个项目 29 个测试内容。而中康汉语构音障碍评定法由构音器官评定和构音评定两部分组成，不仅可以检查出患者是否有运动性构音障碍及其程度，还可评定器质性构音障碍和功能性构音障碍。吞咽困难分为轻、中和重三度。轻度吞咽困难指患者自觉的吞咽障碍或偶然发生的呛咳，不需要膳食调剂或吞咽功能锻炼；中度吞咽困难需要膳食调剂及吞咽疗法；重度吞咽困难者需要鼻饲饮食。

（9）副神经损伤：患侧斜方肌、肩胛提肌、胸锁乳突肌萎缩，肩胛骨向下向前移位。患侧上肢提物、举重乏力，并伴有上述各肌肉萎缩。

（10）舌下神经损伤：单侧舌下神经麻痹，病侧舌肌瘫痪，伸舌时舌尖偏向患侧，病侧舌肌萎缩。双侧舌下神经麻痹则舌肌完全瘫痪，舌位于口腔底，不能外伸，并有言语、咀嚼和吞咽困难。

舌咽、迷走、舌下神经损伤常常同时出现，被统称为后组脑神经损伤，多与颈部纤维化、软腭会厌纤维化并存；严重者常需行气管造瘘、胃造瘘维持生命，患者最终多因并发肺炎、恶病质而死亡。

3. 实验室及影像学检查

（1）影像学检查：①CT：在CT上，放射性脑神经损伤一般没有异常发现，偶尔可见到放射后急性期视神经不正常增粗。②MRI：在T_2相上，放射性纤维化可以同时有高信号和低信号混杂。但是，在MRI上，放射性神经损伤没有特征性的表现。在急性期和亚急性期，可见受损神经呈增强信号和异常增粗，常提示血脑屏障破坏，能协助诊断早期神经损伤。也有报道称，MRI 增强病灶在出现视觉症状前就可出现。晚期，神经萎缩，即不再出现增强病灶。脂肪抑制相对眶内视神经也能较好地显示。MRI 更多用于排除肿瘤的复发。

（2）神经电生理检查：由于脑神经的位置关系，除面神经、三叉神经、副神经位，对其他脑神经很难进行电生理检查。面神经的脱髓鞘可表现为神经传导运动末端潜伏期延长；轴索损害可表现为运动传导动作电位波幅下降。瞬目反射（blink reflex）可用于评估面神经、三叉神经以及延髓和脑桥的功能。当一侧面神经不完全损伤时，刺激患侧三叉神经眶上支，可见同侧 R_1、R_2 潜伏期延长，对侧 R_2' 潜伏期正常；面神经完全性损害则同侧 R_1、R_2 消失，对侧 R_2' 保留。三叉神经不完全损害时，刺激患侧三叉神经眶上支，可见同侧 R_1、R_2 和对侧 R_2' 延长。副神经损伤时，胸锁乳突肌、斜方肌肌电图可见神经源性损害改变。

（3）诱发电位检查：视觉诱发电位（visual evoked potential，VEP）是大脑皮质对视觉刺激发生反应的一簇电信号。视觉神经系统的功能变化可影响 VEP 的潜伏期和振幅。通过测量 VEP 的潜伏期和振幅的改变，可以了解视觉神经系统的功能变化。VEP 的潜伏期反映视觉神经系统对信息处理的速度，振幅在一定程度上反映了视觉神经系统的增益。在 VEP 的各项指标中，P100 波潜伏期是最敏感和最具有临床意义的指标。在 VEP 中，视觉神经系统的放射性损伤的早期异常改变常表现为潜伏期的延长，振幅较少受影响，当损伤发展到一定程度才出现振幅的降低。

（4）视野检查：放射后视神经损伤出现的病理性视野分为以下几类：①向心性视野缩小；②双颞侧偏盲；③局部光敏度下降；④中心性暗点或旁中心暗点；⑤生理性盲点扩大。不同类型的病理性视野损害反映不同部位的视通路受损。向心性视野缩小提示损伤发生在视网膜或球后视神经；出现中心暗点则可能为黄斑或球后视神经损伤的表现；双颞侧偏盲提示视交叉损伤；生理盲点扩大提示球后视神经损伤。

第二部分　头颈部其他组织损伤和继发神经损伤

一、放射性头颈部血管损伤

头颈部肿瘤的放射野常涵盖头颅和颈部。放射野内的血管，如颈部和颅内的大血管、组织内的微小血管，均不可避免地会受到损伤并加重组织损伤症状。目前多数文献报道，颈部肿瘤患者接受放疗 5 年后颈动脉狭窄高发。也有研究报道，约 1/4 的患者出现明显的颈动脉硬化时距离放疗的时间远远超过了 5 年，而且原发肿瘤为鼻咽癌、喉癌、下咽部癌的患者放疗后颈动脉狭窄的发生率显著高于舌癌、食管癌、唾液腺癌放疗患者。

放疗所致血管性病变的类型包括狭窄、血管瘤、出血和血管畸形，其中狭窄最为常见。与动脉粥样硬化性狭窄相比，放疗导致的血管狭窄的病灶更长。文献报道，最常受累的血管是颈总动脉和颈内动脉（77.5%），其次为颈外动脉（45%）。颈总动脉和颈内动脉狭窄可导致大脑供血明显下降，出现低灌注性脑损伤，甚至脑梗死。

（一）危险因素

放射性血管损伤的主要影响因素是放射剂量。以鼻咽癌为例，肿瘤得到控制通常需至少 60 Gy 的放射剂量，而放疗后血管损伤病变一般发生在辐射剂量超过 50 Gy 时。放射导致毛细血管扩张、硬化的 TD5/5 为 50 ~ 60 Gy，TD50/5 为 70 ~ 100 Gy；放射导致大动脉硬化的 TD5/5＞80 Gy，TD50/5＞100 Gy；放射导致大静脉硬化的 TD5/5＞80 Gy，TD50/5＞100 Gy。尽管自 CT 和治疗计划系统（treatment planning system, TPS）应用以来，放射靶区的划定、照射野的设置和放射剂量分化更为合理优化，但在临床工作中也发现，部分患者在接受剂量不高的放疗后，仍会出现放疗后血管损伤，有时甚至可危及生命，考虑此为个体对射线较为敏感所致。其他影响因素还包括：年龄、伴随疾病（高血压、糖尿病、高胆固醇血症等）、合并化疗等。高血压、糖尿病、高胆固醇血症和肥胖是众所周知的加剧颈动脉放疗后损伤严重程度的因素。研究显示，高脂血症、高血压、糖尿病和吸烟都可引起血管损伤和脑血流低灌注。此外，有实验证据表明，高血压和高脂血症可加速血管放射损伤，降低放射剂量阈值。戒烟、严格控制血糖、血压以及加强身体锻炼可以有效减缓甚至停止颈动脉狭窄的发展。

（二）临床表现

放疗造成的血管损伤最终可导致放射性神经组织损害的发

生。不同部位的损伤，有不同的临床表现，多为不可逆性，预后不良。血管的病变主要包括有血管狭窄、畸形和出血等。

1. 放射后血管狭窄

放疗后最主要的血管改变为狭窄。放疗可导致颈内动脉狭窄或闭塞，如果侧支循环代偿良好，可不产生任何症状或体征；如果侧支循环不良，则可引起缺血性卒中、短暂性脑缺血发作和局灶性癫痫等。临床表现严重程度不等，可有对侧轻偏瘫、同向偏盲，到完全偏瘫、偏身感觉障碍、失语、失认等。因多数患者症状轻微，放疗后患者的颈动脉狭窄常未被及时发现。不过，狭窄程度超过 50% 的患者出现短暂性脑缺血发作和脑卒中的风险显著增加。Cheng 等报道，在鼻咽癌放疗后，超过 70% 的患者出现颈动脉狭窄，67% 的患者出现脑卒中或短暂性脑缺血发作。数字减影血管造影术（digital subtraction angiography, DSA）检查发现，放疗导致的血管狭窄病灶较动脉粥样硬化性狭窄病灶更长。

眼动脉是颈内动脉第一主要分支，大多数情况下直接起源于颈内动脉，极少数情况下从脑膜中动脉发出，因而颈内动脉狭窄可直接影响眼部血流动力学循环。颅外段颈动脉狭窄可导致一过性黑朦、视网膜中央或分支动脉栓塞、静脉淤滞性视网膜病变和新生血管性青光眼。如果出现眼动脉血流缓慢甚至逆流，则可导致眼部缺血性神经病变和眼缺血综合征（ocular ischemic syndrome, OIS）。在多数放疗诱发的颈动脉狭窄患者，早期无临床症状，但随着时间推移，病情恶化，可渐出现一过性黑朦（短暂性单眼失明），甚至单眼全盲。黑矇在颈动脉狭窄相关眼部症状中最为常见，常表现无痛性单眼受累、短暂性视力丧失，多由视野外周向中心逐渐发展；视野缺损往往呈现为由上而下或由下而上的黑矇；完全性或不完全性视力丧失发生在数秒钟之内，持续 1～5 min，在随后的 10～20 min 内视力逐渐恢复正常，一般按发作时相反顺序恢复。颈动脉病变可因其他因素并存而加重，如高血压、糖尿病、肥胖和吸烟。因此，放疗后患者如出现一过性黑矇症状，应高度警惕颈动脉狭窄，应进行相应的血管检查以明确头颈部血管功能状态，并注意治疗颈动脉狭窄所致的缺血性卒中症状。Klijn 等研究了 110 例有脑血管症状的颈动脉狭窄患者，发现其中 29% 伴发静脉淤滞性视网膜病变，因而认为这种眼部慢性缺血的机制是：眼动脉慢性低灌注导致弥漫性视网膜缺血、视网膜动静脉循环时间增加所致。眼部慢性缺血的最初表现为：视网膜静脉扩张、口径不规则和扭曲，眼底检查可见中周部视网膜微动脉瘤、视网膜内出血或神经纤维层片状出血。

　　研究显示，在颈动脉狭窄患者中，超过 50% 的患者以每年 1%～3% 的速度发展为脑卒中。北美症状性颈动脉内膜切除术试验（NASCET）证明，在颈动脉狭窄患者中，60%～69% 的患者的脑卒中的发生率为每年 3.2%。Dorresteijn 等评估了小于 60 岁的因头颈部肿瘤进行放疗的患者发生缺血性脑卒中的风险，他们发现，与一般人群比较，因头颈部肿瘤进行放疗后患者发生脑卒中的风险明显增加（相对危险度为 5.6）。从放疗的时间到发展为脑卒中的时间约为 10.9 年，此外，脑卒中的风险在治疗 10 年后成倍增加，可达到 14 例 /1000 人 - 年。此种风险在年龄大于 60 岁的患者中更高。

2. 放射性血管畸形

放疗可引起脑血管畸形，如海绵状血管瘤和毛细血管扩张。放疗后脑血管畸形这类并发症少见，但却可导致放疗后颅内出血。有报道指出，放疗后脑血管畸形可发生在放疗后 18 个月到 23 年。Desai 总结放疗后出现烟雾阴影病（moyamoya disease, MMD）（脑底异常血管网病）的研究共纳入了 54 例 MMD 患者，放疗时中位年龄为 38 岁。研究显示，低级别胶质瘤，特别是视交叉处胶质瘤，放疗后发生 MMD 的比例最高；一半的患者在放疗后 4 年内出现了症状，而 95% 的患者症状出现在放疗后 12 年内。在 25.9% 的诊断为 1 型神经纤维瘤（neurofibromatosis type 1, NF-1）患者，他们继发 MMD 的放射剂量较非 NF-1 者低。研究显示，胶质瘤由于与 NF-1 密切相关，放疗后容易出现血管异常病变。一项对包括 69 例视交叉神经胶质瘤患儿进行的放疗后（平均剂量 55 Gy）随访研究发现，放射性血管病变的发生率为 19%（13 例），平均潜伏期为 36 个月，其中 11 例患者诊断为 NF-1。其他肿瘤类型，如脑干神经纤维瘤和颅咽管瘤，也有类似的并发症报道。

3. 血管破裂出血

颈动脉破裂出血是放疗后少见却致命的并发症，可出现在头颈部肿瘤放疗后几周内，且常伴有严重的皮肤损伤或坏死以及伤口感染。脊髓出血常发生在放疗后 6～30 年，破裂的血管多位于照射野内，但不在原发肿瘤的位置，多为毛细血管出血；患者表现为急性发作的腿痛和背痛，并迅速发展为单侧或双侧肢体瘫痪；脊髓出血的诊断可经 MRI 证实。

（三）实验室及影像学检查

对颈动脉狭窄进行检测的方法较多，包括有创性 DSA 和无创性 MRA 以及彩色多普勒血流成像（color Doppler flow image，CDFI）。有创性 DSA 是确诊颈动脉狭窄的金标准，在判断狭窄的范围和程度方面优于其他检查，但有一定的创伤，且偶尔可出现粥样硬化斑块和血栓脱落、动脉痉挛等并发症。CDFI 和无创性 MRA 也各有优缺点。CDFI 可清晰地显示斑块的部位、大小、形态及内部回声，且价格低廉、操作简便、无创伤、可反复操作；不足之处在于对于高度狭窄的患者，超声检查可能无法显示流速极低的血流信号，因此，对于颈内动脉完全闭塞的鉴别有一定的困难；另外，CDFI 受人为因素影响较大，操作手法、探头的角度和放置部位及个人的诊断经验和水平等均影响检查结果。MRA 检查颈动脉狭窄的敏感性和特异性均高于 CDFI，并且检查过程受主观影响较少，可重复性高；一次扫描可显示颈动脉全程，但随着图像采集时间的延长，出现患者吞咽及呼吸运动伪影的概率相应增加，因而影响医生对颈动脉狭窄程度的判断。

放疗后颈动脉狭窄可引起脑内低灌注，因此，也可通过对脑储备功能的检测来反映颈动脉狭窄及其造成的不良状况出现的可能性。目前脑储备功能检测的主要指标分别是：脑血容量（cerebral blood volume, CBV）、平均通过时间（mean transit time, MTT）及脑血流量（cerebral blood flow, CBF）。测定上述脑灌注参数的方法较多，如 PET、SPECT、灌注 CT、灌注 MRI 等。这些方法各有优缺点。PET 可测定灌注参数的绝对值，同时可提供结构和功能方面的信息，但价格昂贵。SPECT 可半定量测定灌注参数，但分辨率低且有放射性，临床应用不多。灌注 CT 也是半定量测定技术，可同时获得血管信息，但仅能获得有限脑组织（2 cm 厚度）的信息。灌注 MRI 禁用于已安装起搏器、体内有金属物或患有幽闭综合征的患者，其优势是：无辐射、分辨率高以及可同时反映脑组织和血管的形态结构，且通过动态敏感对比成像法或动脉自旋标记法也可获得 CBF、CBV 和 MTT 等灌注参数及其相应的曲线和图像，因此，目前在临床中逐渐受到重视。对于血管出血的患者，在确定病情稳定后，可根据患者情况，采取上述方法进行检查。

二、放射性垂体损伤

在中枢神经系统中，下丘脑 - 垂体是对放射线敏感的部位。鼻咽癌放疗后，垂体功能减退症是常见的并发症，可影响患者的生存质量。放射性垂体功能减退症（radiation induced hypopituitarism, RIH）是一个慢性进展的过程，随着时间的延长，其发生率逐年增加，且会伴随患者一生。必须根据患者的疾病特点，进行终身的、恰当的监测和治疗。

下丘脑分泌的激素包括生长激素释放激素（GHRH）、促性腺激素释放激素（GnRH）、促肾上腺皮质激素释放激素（CRH）、促甲状腺素释放激素（TRH）、抗利尿激素（AVP）、催产素（OT）、泌乳素分泌抑制因子和泌乳素分泌释放因子。腺垂体分泌的激素包括生长激素、泌乳素、促肾上腺皮质激素（ACTH）、促甲状腺素（TSH）、卵泡刺激素（FSH）和黄体生成素（LH）。一般来说，放疗后垂体功能减退症中最为常见的是生长激素缺乏症，因为生长激素细胞是最易受到放疗损伤的垂体细胞。但是，由于鼻咽癌放疗的放射野和年龄特点，鼻咽癌放疗后常见的垂体功能减退症的类型是性腺功能减退症、继发性肾上腺皮质功能减退症（ACTH 分泌减少所致）和继发性甲状腺功能减退症（TSH分泌减少所致）。

（一）生长激素缺乏症

在成年人，生长激素缺乏症主要导致生活质量下降、体脂分布异常、心血管疾病风险增加和骨折概率增加。

生长激素缺乏症者通常内脏脂肪增加，罹患心血管疾病的风险增加。严重的生长激素缺乏症者在应激和运动时可发生血管舒张功能障碍，因此，严重的生长激素缺乏症者可有高血压。生长激素缺乏症者还存在低度炎症状态。还有 26% ~ 45% 的生长激素缺乏症者有血脂异常，表现为总胆固醇、低密度脂蛋白胆固醇升高，而高密度脂蛋白胆固醇降低。应用生长激素可逆转这些异常。

生长激素缺乏症者还可以有左室射血分数减少，这在年轻人中较为重要，因为在年轻人中应用生长激素对于改善这些指标更有意义。

生长激素缺乏症者发生骨折的概率是同龄正常人的 2 ~ 5 倍。研究发现，生长激素缺乏症者的平均骨密度比正常人下降 1 个标准差。追踪研究发现，25% 的生长激素缺乏症者会出现骨质疏松，且皮质骨骨质疏松更为明显。补充生长激素能使年轻人的骨峰值增加、中年人的骨质吸收减少。生活质量下降是生长激素缺乏症的另一个重要方面。生长激素缺乏症者的体力和耐力下降，易感疲劳，这与肌肉组织减少、造血功能低下和心脏射血分数异常有关。补充生长激素可使生活质量评分改善，但其改善的程度与治疗前的受损程度有关。

在成人中应用生长激素，年龄较大者更容易出现水肿、水钠潴留。应强调根据年龄调整剂量，密切监测糖代谢状况。仅在无活动性的患者中应用生长激素，这是避免肿瘤复发的关键。

（二）性腺功能减退症

在成年女性中，性腺功能低下可出现无排卵、不孕和雌二醇水平低下。早期雌二醇水平降低可导致月经紊乱、潮热、阴道黏膜萎缩、干燥和性欲低下。慢性雌二醇水平降低者可出现乳房萎缩、体毛脱落、骨质疏松。性腺功能减退症患者出现闭经的原因往往是多因素的。

在成年男性中，继发性性腺功能低下可出现精子量减少、睾酮水平下降。睾酮水平下降可导致性欲下降、勃起无力、易疲劳、潮热和出汗，还可影响患者的其他表现，如活力降低，情绪低落，注意力和记忆力减退。慢性性腺功能低下者易出现骨质疏松、体脂分布异常、体力不足，发生心血管疾病风险增加。男性乳房增生不如原发性性腺功能减退者多见。

（三）继发性肾上腺皮质功能减退症

鼻咽癌放疗后继发性肾上腺皮质功能减退症可为亚临床的或轻型的，其危害在于：若未及时发现和处理，可出现严重的后果，即发生肾上腺皮质危象。肾上腺皮质功能减退症的临床表现有：乏力、虚弱、抑郁、食欲缺乏、体重减轻、头晕、体位性低血压、恶心、呕吐、腹泻、低钠血症、轻度正细胞性贫血以及淋巴细胞和嗜酸性细胞增多症等。还可有继发性肾上腺皮质功能减退的特异性表现，如肤色苍白，可同时合并继发性性腺功能低下（闭经、腋毛和阴毛减少、性欲下降、阳痿以及睾丸变小）。但影响盐皮质激素少，故高钾血症少见。对肾上腺皮质功能减退症进行检测的方法较多，如下所述。

1. 激素测定

血浆皮质醇基础值低于正常；尿 24 h 游离皮质醇定量测量值减少，24 h 尿 17- 羟孕酮低于正常。血浆基础促肾上腺皮质激素减低。

2. 促肾上腺皮质激素（ACTH）兴奋试验

静滴 ACTH 25 U，维持 8 h，观察尿 17- 羟类固醇或皮质醇变化。正常人在兴奋第一天尿 17- 羟类固醇或皮质醇较对照日增加 1 ~ 2 倍。另外，快速法适用于病情较严重者。静注人工合成 ACTH 0.25 mg，之前和之后检测血浆皮质醇，正常者皮质醇增加 276 ~ 552 nmol/L，尚可同时静滴地塞米松，在诊断检查的同时进行治疗。但对于继发性或原发性肾上腺皮质功能减退症的鉴别诊断，长期 ACTH 滴注试验最常用，其方法为：48 h 中每 12 h 滴注 ACTH 40 U。继发性肾上腺皮质功能减退症者的皮质醇浓度升高为延迟反应。

3. 胰岛素耐量试验（insulin tolerance test, ITT）

（1）试验前夜晚 10 点开始禁食，试验前 6 h 开始禁水。

（2）试验日晨起称重，不服用任何替代药物。

（3）试验日早晨 9 时静脉推注胰岛素，起始剂量按 0.10 ~ 0.15 U/kg。给药观察低血糖症状和体征，与毛细血管血糖仪记录相对照。毛细血管血糖作为试验成功与否及是否需要干预的即时参考，最终结果仍以血浆葡萄糖为准。

（4）如血浆葡萄糖最低水平≤2.2 mmol/L 或≤ 基础值的 50%，则试验有效，而不以低血糖严重程度来判断。

（5）如果 45 min 后血糖未达标，按追加剂量 0.20 U/kg 再次给药，并重新计时。

（6）医护人员严密监护试验全程的低血糖反应，准备 50% 葡萄糖 100 ml。若出现严重低血糖症状（面色苍白、出汗、脉速、嗜睡等），则给予相应的临床处理，同时勿终止按时采集血标本。

（7）如果有必要，试验后的午餐给予碳水化合物及氢化可的松。

（8）取样：试验开始前 30 min、试验开始后 0、30、45、60、90 和 120 min 取血，测定葡萄糖和 GH。同时，试验开始前 30 min 加测 IGF-1。

（9）ITT 禁忌证：行 ECG 检查、有缺血性心脏病者、致死性心律失常、心功能不全、癫痫或不明原因的意识丧失史。若存在肾上腺皮质功能减退症，则应在试验前进行治疗，试验当日早晨暂停皮质类固醇替代治疗。

4. 精氨酸兴奋生长激素试验

精氨酸可能通过抑制生长激素的分泌而兴奋垂体生长激素的

分泌，因而定量精氨酸负荷后生长激素的分泌反应可以评价垂体生长激素细胞的储备功能。试验方法：①患者禁食过夜，卧床休息；②盐酸精氨酸 0.5 g/kg 溶于 150～200 ml 生理盐水中，在 30 min 内静滴完毕；③分别于 0、30、60 和 90 min 采血 2 ml，分离血清测生长激素。

5. 甲吡酮试验

用于估计下丘脑 - 垂体 - 肾上腺轴（HPA 轴）的功能完整性，评估垂体储备功能。方法为：每 6 h 口服 1 次甲吡酮 500 mg，共 4 次。正常人服药后日尿 17- 羟类固醇测量值至少较基础值增加 1 倍，血皮质醇测量值至少将低至基础值的 1/3 以下，而垂体功能减退症者无反应。

（四）继发性甲状腺功能减退症

FT_4 低于正常范围，而 TSH 不超过 10 mIU/L 者应疑为继发性甲状腺功能减退症。患者表现为面色苍白，眼睑和颊部虚肿，表情淡漠，痴呆，全身皮肤干燥、增厚、粗糙多脱屑，非凹陷性水肿，毛发脱落，手脚掌呈萎黄色，体重增加，少数患者指甲厚而脆裂。神经系统表现可有记忆力减退、智力低下、嗜睡、反应迟钝、多虑、头晕、头痛、耳鸣、耳聋、眼球震颤、共济失调、腱反射迟钝、跟腱反射松弛期时间延长，重者可出现痴呆、木僵，甚至昏睡。心血管系统可见心动过缓、心输出量减少、血压低、心音低钝、心脏扩大，可并发冠状动脉粥样硬化性心脏病（冠心病），但一般不发生心绞痛与心力衰竭，有时可伴有心包积液和胸腔积液。重症者发生黏液性水肿性心肌病。患者常伴有厌食、腹胀、便秘等消化道症状，重者可出现麻痹性肠梗阻；胆囊收缩减弱而胀大；半数患者有胃酸缺乏，导致恶性贫血与缺铁性贫血。运动系统可有肌肉软弱无力、疼痛、强直，可伴有关节病变，如慢性关节炎。病情严重时，在遭受寒冷、感染、手术、麻醉或镇静剂应用不当等情况下，患者发生应激反应，可诱发黏液性水肿昏迷或称为"甲减危象"；表现为低体温（T<35℃）、呼吸减慢、心动过缓、血压下降、四肢肌力松弛和反射减弱或消失，甚至发生昏迷、休克、心力衰竭和肾衰竭。

第三部分　临床治疗

一、治疗原则

到目前为止，对鼻咽癌放疗后神经损伤尚无国际公认的治疗原则。中山大学孙逸仙纪念医院制定了本院的诊疗规范，建议对于鼻咽癌放疗后神经损伤这种放疗后出现的严重并发症，由于其病程较长，患者可能出现病情反复或进行性加重，应遵循早期诊断、早期治疗、坚持治疗的原则，并应定期复诊、坚持康复锻炼、积极防治相关并发症。

二、药物治疗

（一）放射性脑损伤的药物治疗

放射性脑损伤根据病程特点可分为急性损伤期、临床缓解期和囊变期，分期标准详见本书第一部分。

1. 急性损伤期

（1）免疫治疗：

1）糖皮质激素治疗：放射性脑损伤的传统治疗方法是糖皮质激素治疗。糖皮质激素可通过以下机制抗脑水肿：①通过抗 5-羟色胺（5-HT）作用降低脑血管通透性，减少脑脊液生成；②通过抗自由基，稳定细胞膜功能提高机体的应激能力，阻断病理性恶性循环；③通过作用于下丘脑-垂体-肾上腺调节系统，抑制醛固酮和抗利尿激素分泌，增加肾血流和提高肾小管滤过率，减少肾小管重吸收，产生利尿作用。

推荐甲泼尼龙 500 mg 静脉滴注，每日 1 次，共 3 d；随后减量至 80 mg 静脉滴注，每日 1 次，共 4 d；然后减量至 60 mg 静脉滴注，每日 1 次，共 4 d；减量至 40 mg 静脉滴注，每日 1 次，共 4 d；然后改药至泼尼松 30 mg 口服，每晨 1 次；以后每周减量 5～10 mg，qd 维持治疗。也可以给予地塞米松（dexamethasone）10～20 mg/d 静滴，3～5 d 后减量，渐改为口服。使用糖皮质激素时需注意联用胃黏膜保护剂，适当控制高血糖（口服降糖药或使用胰岛素）。对于儿童或正在使用替莫唑胺的成人，预防卡氏肺孢子虫病可用双倍剂量的甲氧苄啶/磺胺甲基异恶唑（复方新诺明），每周 2～3 次。长期使用激素的患者会出现 Cushing 综合征，表现为疲乏、体重增加、面部水肿、向心性肥胖、肌萎缩（特别是四肢肌肉）、皮肤条纹征和关节炎。上述临床表现可在激素停止使用后数月得到缓解。

2）贝伐珠单抗治疗：贝伐珠单抗（bevacizumab，商品名 Avastin）2010 年在中国上市，是一种重组人类单克隆 IgG1 抗体，可通过与血管内皮生长因子（vascular endothelial growth factor, VEGF）结合，防止后者与内皮细胞表面受体（Flt-1 和 KDR）结合，从而减少内皮细胞增殖和新生血管形成，减少血管通透性。

文献报道，贝伐珠单抗在多种肿瘤中具有肯定的抗肿瘤生长作用，如在转移性结直肠癌、小细胞肺癌和头颈部鳞状细胞癌中。关于贝伐珠单抗在放射性脑损伤中的作用，最初的研究发现，其对恶性胶质瘤放疗后并发的放射性脑损伤有显著的治疗效果，可使 MRI 上病灶体积及水肿面积不同程度缩小。2008 年，Wong 等在美国权威肿瘤学杂志 *J Clin Oncol* 上发表的研究首先报道了贝伐珠单抗在 1 例鼻咽癌放射性颞叶坏死中的应用，该例患者经过贝伐珠单抗治疗（5 mg/kg，每 2 周 1 次，连用 4 次），颞叶病灶接近完全消失，神经功能评分明显改善，并在后续 6 个月的随访中疾病未再进展；推测在放射性脑损伤中，贝伐珠单抗可能是通过阻滞 VEGF 与毛细血管上受体的结合，从而减少血浆透过缺损的毛细血管内皮细胞间隙渗出到细胞外间隙。随后 2011 年，权威放疗学杂志 *Int J Radiat Oncol Biol Phys* 发表了一项随机双盲安慰剂对照研究，研究共入组 14 例确诊放射性脑损伤患者，其中 2 例为鼻咽癌放疗患者。治疗组给予贝伐珠单抗静脉滴注，使用 2 ~ 4 次。结果显示，所有使用贝伐珠单抗的患者的脑损伤病灶均有不同程度的缩小，且神经功能有明显改善，并且在后续的 10 个月随访中，仅有 2 例患者出现了放射性脑损伤复发。该研究提示，贝伐珠单抗在放射性脑损伤中具有肯定的治疗作用。笔者在 2010 年开展了一项随机单盲临床研究，比较了贝伐珠单抗单药治疗与传统激素治疗放射性脑病的疗效，结果显示，在治疗第 8 周，贝伐珠单抗组的有效率达 69%，显著高于传统激素治疗组（69.0%

与 32.0%，$P = 0.007$）。与传统激素治疗组相比，贝伐珠单抗单药治疗能进一步使病灶缩小 31.7%〔95%CI（8.5，54.9），$P = 0.009$〕。两组均无 3~4 级严重不良事件及不良反应。贝伐珠单抗单药治疗组最常见的不良事件为高血压，发生率为 24.1%。推荐使用贝伐珠单抗 5 mg/kg 静脉滴注，每 2 周 1 次，共 8 周 4 个疗程；

（2）对症支持治疗：

1）脱水降颅压：常用的脱水药物有甘露醇、甘油果糖、呋塞米和七叶皂苷钠。

甘露醇主要通过血 - 脑间和血 - 脑脊液间渗透压差发挥作用，在体内不参与代谢，对血糖无影响。常用量为每次 1~2 g/kg，用 20% 溶液快速静脉注射或滴注，半小时内注完，每 4~8 小时 1 次。药物进入体内后除很少一部分在肝转变为糖原外，绝大部分保持不变，可使血浆渗透压短时间内明显升高，使正常及脑水肿区脑组织中的水分转移入血。当甘露醇经肾排出时，可带出大量水分（一般每 8 g 甘露醇可带出水分 100 ml）。通常静脉注射后 20 min 起作用，降颅压作用 2~3 h 达到高峰，可维持 4~6 h，反跳作用较轻。但一次剂量过大可导致惊厥，长期使用可发生低钠血症和低钾血症。对 65 岁以上老年人易引起肾功能不全，应高度警惕。

甘油，包括甘油果糖和甘油氯化钠两种。果糖可通过提高血浆渗透压，将细胞及组织间水分吸入血中，使组织脱水。可给予甘油果糖，成人剂量为 0.8～1.0g/（kg·d），每次 250 ml，每日 1～2 次，缓慢静脉滴注（每分钟不超过 40 滴）。用药后 10～20 min 颅内压开始下降，降压效果维持 10～12 h。甘油果糖对肾的损伤作用较小，致电解质丢失较少，参与体内代谢，可产生一些热量（每克甘油能产生 4 cal 热量）。不良反应有短暂性头痛、眩晕、恶心、呕吐、腹泻和血压轻度下降等。应注意，浓度过高或滴注过快可引起溶血、血红蛋白尿，甚至急性肾衰竭。甘油氯化钠也是一种高渗性脱水剂，每次 250 ml 或 500 ml，缓慢静脉滴注，每日 1～2 次；滴注过快会导致出现血红蛋白尿或血尿。

呋塞米主要通过抑制髓袢升支的髓质部及皮质部的 Na^+ 及 Cl^- 的再吸收，促进钠、氯和钾的排出，影响肾髓质高渗透压的形成，从而干扰尿的浓缩过程。此外，呋塞米对近曲小管、肾小球滤过率也有作用。成人通常用 20～40 mg，每日 2～3 次，静脉推注。静脉用药后 5 min 出现利尿作用，1 h 药效达高峰，维持 2～4 h，适用于脑水肿合并左心衰竭或肾功能不全者；可与甘露醇交替使用，减少各自的不良反应。呋塞米的不良反应包括低钠血症，低钾血症，低血容量性休克，代谢性碱中毒，以及恶心、呕吐等胃肠道反应；偶尔有血小板减少性紫癜、粒细胞减少和贫血等。

β- 七叶皂苷钠是一种抗渗出和增加静脉张力的药物，具有抗炎、消肿和改善血液循环的作用。其作用机制有以下几点：①促进皮质醇类化合物的分泌，从而起抗炎作用。②增加前列腺素 F2a（PGF2a）的分泌而起抗渗出作用，被称为抗渗出因子的

PGF2a 可降低血管通透性，具有强烈的膜稳定作用，可对抗舒血管物质缓激肽，抑制前列腺素 E1（PGE1）的分泌量，增加皮质激素合成与释放，从而最大限度地控制渗出。③促使静脉组织选择性释放 PGF2a，从而起增加静脉张力作用，并能促进淋巴回流，对淋巴间障碍性疾病疗效显著；β- 七叶皂苷钠能改善循环内血流淤滞状态，加快微循环，带走炎性介质。④有效消除自由基，减轻自由基对血管内皮细胞和其他组织的损害，起到抗渗出的作用。成人通常静脉滴注 0.1～0.4 mg/(kg·d)；3 岁以下儿童静脉滴注 0.05～0.1 mg/(kg·d)；3～10 岁儿童静脉滴注 0.1～0.2 mg/(kg·d)。半衰期约为 1.5 h。静脉给药后，生物效应维持时间长，一次给药 16 h 后仍有最大抗炎、抗渗出活性。但肾损伤、肾功能不全和 Rh 血型不合的妊娠患者禁用。

2）抗癫痫治疗：放射性脑损伤继发癫痫属于继发性癫痫，由于脑部存在明确且不可逆的病灶，癫痫的发作大多难以控制。研究显示，放射性脑损伤患者的脑电图在最初 3～5 年表现为左前颞区发作性非节律性异常电活动，以 α 活动和 / 或 θ 活动为主。10～13 年，脑电活动主要表现为低电压电活动，大量快波（β 波）和慢波（δ 波）夹杂，且 α 活动和 θ 活动被抑制。放射性脑损伤继发癫痫的治疗也应遵循单药治疗的原则，如果一种一线药物已达最大耐受剂量却仍不能控制发作，可加用另一种一线或二线药物，发作控制后或至最大可耐受剂量后逐渐减掉原有的药物，转换为另一种单药。如果两次单药治疗无效，可以考虑合理的多药治疗。经典的抗癫痫药物包括卡马西平、丙戊酸钠、苯妥英钠等；新型抗癫痫药物包括奥卡西平、拉莫三嗪、左乙拉西坦、托吡酯等。托吡酯由于有影响认知功能的报道，故选择时须慎重。经典的抗癫痫药物对肝酶有一定的诱导或抑制作用，在放射性脑损伤多药联合治疗时需考虑到药物之间的相互作用。

3）改善认知功能：放射性脑损伤患者常出现认知功能损害，症状程度不一；轻症可有认知缓慢、注意力不集中、多项任务处理困难、记忆力下降、找词困难、智力下降（儿童）；重症可出现阿尔茨海默样痴呆，表现为生活不能自理、尿失禁和步态障碍。治疗上可给予盐酸多奈哌齐，每日 5 ~ 10 mg，疗程为 3 ~ 6 个月；或盐酸美金刚，每日 10 ~ 20 mg，疗程为 3 ~ 6 个月。药物治疗有助于改善患者认知功能损伤的严重程度，减缓认知功能障碍的进展。

4）积极治疗精神情感症状。

（3）脑保护剂：常用药物包括胞磷胆碱、神经节苷脂（GM1）、注射用鼠神经生长因子（恩经复）、奥拉西坦、维生素 B_1 等，详见表3.1。对于肿瘤放疗后出现神经系统损伤的患者，不建议使用维生素 B_{12}，因其可通过叶酸促进细胞分裂，据文献报道具有诱发肺癌的风险。

表 3.1　对晚期迟发性反应可能有治疗作用的神经保护药物

神经保护剂	BFGF
恩经复	其他药物
奥拉西坦	多奈哌齐
GM1	Cox-1 和 Cox-2 抑制剂
胞磷胆碱	血管活性药
抗氧化剂 / 自由基清除剂	血管收缩素
NAC	DFMO
半胱氨酸	Ginkgo biloba
甲硫氨酸	人参
谷胱苷肽	促红细胞生成素
硫代硫酸钠	再生方法
褪黑激素	神经胶质细胞移植（O-2A 祖细胞，依
维生素 C	达拉嗪成熟少突胶质细胞）
WR2721（氨磷汀）	神经干细胞移植
MnSOD	联合药物 / 治疗
PUFA	

胞磷胆碱（citicoline）为核苷衍生物，可促进卵磷脂生物合成且具有抗磷脂酶 A 作用。常用剂量为 100 ml，缓慢静脉滴注，每日 1 ~ 2 次，5 ~ 10 日为一疗程。偶尔会出现休克，应仔细观察，如有血压下降、胸闷、呼吸困难等症状，应立即停药并采取适当的处理。部分患者应用后可出现失眠、皮疹，偶尔出现头痛、兴奋、痉挛等症状。少见恶心、肝功能异常。罕见食欲缺乏、一过性复视、一过性血压波动及倦怠。

神经节苷脂（GM1）是一种细胞膜脂质稳定剂，可有效阻断放疗后电离辐射的直接损伤及继发的自由基损伤，促进神经修复。研究显示，神经节苷脂对照射后脑损伤的治疗作用可能是通过激活细胞膜 Na^+/K^+ ATP 酶活性、减少胞内 K^+ 外流和 Ca^{2+} 内流、防止膜脂质水解、阻断自由基的细胞膜脂质过氧化等几个途径实现的。常用剂量为每日 20～100 mg，一次或分次静脉滴注。在病变急性期，可每日 100 mg，静脉滴注；2～3 周后改为维持量，每日 20～40 mg，维持 6 周。

据研究，注射用鼠神经生长因子（恩经复）有减轻动物胫神经的髓鞘肿胀发生率和降低变性胫神经纤维数量等作用，提示其可能有促进损伤神经恢复的作用。国内王鑫等用鼠神经生长因子治疗放射后颞叶损伤，取得较好的治疗效果。常规用法为：用 2 ml 注射用水溶解，肌内注射，每日 1 次，每次 1 支，4 周为一疗程。

（4）自由基清除剂：超氧化物歧化酶（superoxide dismutase, SOD）、维生素 E 等能清除自由基，减轻自由基损伤，改善辐射所致的后期效应。体外实验证实，依达拉奉——作为一种新型自由基清除剂——可以抑制脂质过氧化和血管内皮细胞损伤。在大鼠脑缺血模型中，依达拉奉能减轻脑水肿和脑组织损伤，延缓神经元死亡，减轻神经功能障碍。沈庆煜等选取 60 例鼻咽癌放疗后放射性脑损伤患者，随机分为治疗组（30 例）及对照组（30 例）。治疗组予依达拉奉联合糖皮质激素、氯吡格雷，对照组仅予糖皮质激素联合氯吡格雷治疗。他们比较了两组患者在治疗前及治疗后 1 个月 LENT/ SOMA 放射性脑损伤量表评分、VFSS

吞咽困难评分、头颅磁共振成像检查（MRI）和日常生活能力（ADL）变化。与对照组比较，治疗组患者在治疗 1 个月后主要症状及体征均有明显改善，头颅 MRI 显示病灶体积明显减小。依达拉奉的常规用法为：30 mg 加入 0.9% 氯化钠注射液 100 ml，静脉滴注，每日 2 次，14 d 为一个疗程。

Guelman 等通过体外实验研究了自由基清除剂氨磷汀对电离辐射后未成熟小脑颗粒细胞的保护作用。结果显示，在放射后早期（20 ~ 30 min）注射氨磷汀，可以通过抗氧化机制减少小脑颗粒细胞的损失。其他一些学者提出，在放射前使用自由基清除剂能起到更大的防护作用。这些研究都表明，自由基清除剂的使用越贴近放射时间越有利。

2. 临床缓解期

临床缓解期治疗包括免疫治疗，如下所述。

（1）糖皮质激素治疗：目前在临床上，对放射性脑病临床缓解期治疗的一线药物仍然是糖皮质激素，例如，使用低剂量的泼尼松（5 ~ 10 mg），每日晨服。

（2）免疫抑制剂：放射性脑损伤的病理损害涉及免疫机制，患者单纯使用糖皮质激素效果欠佳时，或使用糖皮质激素后出现病理性骨折、消化道出血、高凝状态、股骨头坏死、明显肥胖、糖尿病等严重不良反应时，或对于具有发生糖皮质激素严重不良反应的高风险患者，使用免疫抑制剂治疗可能有所获益。

硫唑嘌呤（azathioprine）的推荐量为 2 mg/(kg·d)，需

注意骨髓抑制和感染风险，定期复查血象和肝、肾功能，白细胞<3×10^9/L 时应停用。用药前建议检测硫唑嘌呤甲基转移酶（TPMT）活性，排除活性异常（高或低）患者，避免 TPMT 遗传多态性导致的疗效不佳或严重毒副作用。

3. 囊变期

在病灶稳定、长期无变化且无明显占位效应的情况下，建议给予神经保护药物进行保守治疗，定期随访；如果病灶有明显占位效应且患者出现进行性意识障碍和剧烈头痛、恶心、呕吐等颅高压症状，则建议手术治疗。详见手术治疗部分。

（二）放射性脑神经损伤的药物治疗

1. 糖皮质激素治疗

糖皮质激素能够较明显地改善放射性脑神经损伤的症状和体征。推荐甲泼尼龙 80 mg 静脉滴注，每日 1 次，共 4 d；随后减量至 60 mg 静脉滴注，每日 1 次，共 4 d；然后减量至 40 mg 静脉滴注，每日 1 次，共 4 d；然后改药至泼尼松 30 mg 口服，每晨 1 次；以后每周减量 5 mg 至停用。也可用地塞米松（dexamethasone）10 mg/d，静滴，3~5 d，然后渐改为口服并减量至停用。使用糖皮质激素时应注意预防激素相关不良反应。

2. 对症支持治疗

（1）吸入性肺炎：放射性后组脑神经损伤患者常有吞咽困难，导致进食过程中反复误吸，继发吸入性肺炎；严重者可发生呼吸衰竭或呼吸窘迫综合征，危及生命。在治疗原发病、去除误吸病因的前提下，应积极就诊，必要时使用有效的抗生素进行治疗。

（2）咬肌痉挛：咬肌痉挛导致患者出现张口困难，影响说话、进食等日常活动，且常伴有明显的局部疼痛症状。笔者的临床经验是，普瑞巴林对咬肌痉挛具有一定的缓解作用。对有严重咬肌痉挛且不存在严重咬肌萎缩和纤维化的患者，可考虑行局部肉毒毒素治疗以缓解症状。

（3）神经保护药物：常用药物包括神经节苷脂（GM1）和注射用鼠神经生长因子（恩经复），它们对鼻咽癌放疗后脑神经损伤患者的症状改善具有一定的帮助作用。

（三）放射性头颈部血管损伤的药物治疗

放疗也是脑血管疾病和相关血管病变的危险因素之一。脑血管疾病的危险因素分为不可干预和可干预两类。不可干预的危险因素包括年龄、性别、家族史；可干预的危险因素包括高血压、吸烟、糖尿病、心房纤颤和其他心脏病、高脂血症、无症状性颈动脉狭窄、肥胖、代谢综合征、酗酒、口服避孕药、药物滥用、睡眠呼吸障碍、偏头痛、高同型半胱氨酸血症、高脂蛋白血症、高脂蛋白相关的磷脂酶 A_2 升高、高凝、炎症、感染、血流动力学异常、血黏度增高、纤维蛋白升高以及血小板聚集功能亢进等多种疾病。因此，对鼻咽癌放疗后的患者更应注意脑血管病的危险因素的控制。

1. 抗血小板药物

抗血小板药物治疗适用于有确切的头颈部血管闭塞临床证据的患者，尤其是出现缺血性脑梗死或行血管内介入治疗后的患者，应使用抗血小板药物进行脑血管疾病的二级预防。用药期间应警惕鼻咽部出血风险。常用的抗血小板药物包括：①阿司匹林（aspirin），主要是通过抑制环氧化酶，阻止血小板内花生四烯酸转化为血栓烷 A_2，从而使后者生成减少，影响血栓烷 A_2 和前列环素的比值，防止血小板聚集。推荐用法为：$75 \sim 150$ mg/d，餐后服用。其不良反应包括消化不良、恶心、腹痛、腹泻、皮疹、消化性溃疡、胃炎及胃肠道出血，出血倾向者慎用。②氯吡格雷（clopidogrel），通过不可逆地结合血小板表面的腺苷二磷酸受体，抑制血小板聚集，推荐的用法为 75 mg/d，口服。

2. 他汀类降脂药物

他汀类降脂药物对放射性头颈部血管损伤的预防作用仍需进一步验证。对于已经出现确切的放射性头颈部血管损伤临床证据的患者，包括颈部血管彩色超声发现的不稳定斑块、动脉狭窄，应考虑使用他汀类降脂药物治疗，尤其是伴有高低密度脂蛋白胆固醇血症的患者。对于有确切的头颈部血管闭塞临床证据的患者，尤其是出现缺血性脑梗死或行血管内介入治疗后的患者，应使用他汀类药物进行脑血管疾病的二级预防。

3．神经保护药物

常用神经保护药物包括神经节苷脂（GM1）和注射用鼠神经生长因子（恩经复），它们对放射性头颈部血管损伤急性期症状的改善具有一定的帮助作用。

4．改善脑循环药物

常用改善脑循环药物包括丁苯酞、前列地尔、注射用尤瑞克林，对放射性头颈部血管损伤急性期症状的改善具有一定的帮助作用。用药期间需注意鼻咽部出血风险。

（四）放射性垂体损伤的药物治疗

对于放射性垂体损伤患者，目前常使用的方法仍以人工合成药物的替代治疗为主，例如，甲状腺素片对继发性甲状腺功能减退症的治疗。

三、手术治疗

经过积极的内科治疗后，对症状无改善且呈进行性加重者可采取手术治疗。关于手术时机与对象的选择，有报道认为，手术仅适用于囊变期有严重症状和体征的患者，或有严重脑水肿、颅内压增高可能继发脑疝经保守治疗无效、深度昏迷危及生命的患者。

在放射后脑损伤的发生机制中，除射线对脑组织的直接损伤外，血管病变也是放射性损伤的基础：①放射可以引起微血管内皮变性、增厚，微血栓形成、血管闭塞，组织缺血、坏死；②病变区域内坏死组织分解产生的胺类介质和血管活性肽异常升高，可使毛细血管通透性进一步增高，加重血 - 脑屏障功能损害和血管功能失调；③由于病灶及邻近组织的血液循环差，静脉用药效果欠佳，并且坏死组织分解产生的胺类介质和血管活性肽未能代谢吸收，从而形成恶性循环，加重脑水肿、进一步升高颅内压。

手术方式可根据具体情况选用开窗术、分流术或坏死灶清除术。手术清除颅内坏死病灶、吸取囊腔内液或通过去骨瓣等方式可增加物理空间、清除局部促进脑水肿发生的物质，从而降低颅内高压，使可能发生的脑疝风险得到控制。对糖皮质激素反应不佳的患者，手术切除坏死病灶常常可以减少激素的用量并缓解由脑水肿产生的症状。

对于放疗所致动脉瘤的治疗目前主要有两种方式：开颅手术和介入。动脉瘤的位置、是否存在出血、出血的严重程度以及患者的总体身体状况决定了手术方式、手术时间、手术风险、恢复时间和预后。颅内动脉瘤瘤颈夹闭术是目前常用的方法，是采用显微技术分离动脉瘤颈及周围血管施行瘤颈夹闭术。对于瘤体大、有占位效应者，可切除部分瘤体，电凝残端；手术进行中应避免伤及瘤体附近穿支血管。对于瘤体小者，切除部分瘤体后电凝残端使其缩小即可。对于瘤颈难以显露清楚的巨大动脉瘤，可采用包裹术，可用肌肉片、筋膜、吸收性明胶海绵及生物胶等加固瘤体。对于梭形或难以暴露的动脉瘤，可采用孤立术、填塞术。

对于动脉瘤在外科手术难以达到的部位（如椎 - 基底动脉系统动脉瘤）、蛛网膜下隙出血病情危重、梭形或基底较宽、缺乏清晰可辨的瘤颈以及全身和局部情况不耐受开颅手术和全身麻醉者，可采用血管栓塞术。血管内弹簧圈栓塞术是通过使用电解脱弹簧圈（guglielmi detachable coil, GDC）填塞动脉瘤腔，使瘤腔内血栓形成，最终与正常血液循环隔离。GDC 是一种由钛合金制成的柔软的金属螺旋线圈，手术时，首先在腹股沟部位做一小切口，在股动脉插入一根导管并使其沿着血管延伸到脑动脉瘤部位；然后通过导管将 GDC 放入动脉瘤腔内；这样瘤腔内的血流速度明显减慢和停滞，逐渐形成血栓而阻塞动脉瘤腔。内科治疗只能用于未破裂的动脉瘤，主要措施是控制各种能诱发动脉瘤破裂的危险因素，如控制血压、戒烟、避免紧张或通过各种方法来放松；还要定期进行影像学检查，监测动脉瘤的大小和发展情况。

对于放疗所致颈动脉狭窄的治疗取决于是否有症状和狭窄的严重程度，其治疗不同于平常的动脉粥样硬化。去除危险因素和药物可以减缓颈动脉斑块形成的进程。对于有症状的患者或有严重颈动脉狭窄的患者，可行颈动脉内膜切除术或颈动脉支架成形术。数个主要的随机试验已证明，对有症状的颈动脉狭窄患者行颈动脉内膜切除术其益处大于 70%，症状性颈动脉内膜切除术试验（ASCET）显示，颈动脉内膜切除术可以减少 65% 的卒中或死亡的相对风险以及 51% 的同侧卒中的相对风险。有研究报道，对放疗后颈动脉狭窄的患者行动脉内膜切除术的效果与非照射治疗组的患者相当。对于严重颈动脉狭窄的患者，则不宜行动脉内膜切除术，但可行颈动脉支架成形术（carotid angioplasty and stenting, CAS）。

四、康复治疗

（一）基础训练

用于重度摄食 - 吞咽障碍患者摄食之前的预备训练。

放疗后吞咽障碍主要是由于放疗损伤脑干及支配咽喉部肌肉的神经所致，其发生率可达 70% ~ 90%。吞咽障碍和进食困难不但可引起脱水及营养不良，并且易造成误吸，诱发吸入性肺炎，严重者可因窒息而危及生命；而且在心理方面可造成患者出现进食恐惧、社会隔绝、抑郁等负性社会心理，严重影响患者的身心健康、康复效果及生活质量。因此，对吞咽障碍及其并发症的及时、正确评估和康复治疗具有重要的临床和社会价值。

吞咽障碍是放射性脑损伤和脊髓损伤预后不良的预测指标，临床观察发现，放射性脑损伤和脊髓损伤所致的吞咽障碍的恢复较为困难。

吞咽障碍康复治疗的目的主要是：①尽量减少不经口喂饲，如鼻管、咽造瘘、食管造瘘、胃或空肠造瘘等；②改善对不同稠度食物的吞咽；③避免将食物吸入气道。

1. 吸吮训练

让患者用示指戴上胶套放于口中，模仿吸吮动作，体验吸吮的感觉，每日 2 次以上，每次 20 下。

2．喉抬高训练

让患者照着镜子将手指放于甲状软骨上，体验甲状软骨向上运动的感觉，每日 2 次以上，每次 20 下。

3．口腔黏膜感受性提高训练

让患者每日清洗口腔、刷牙和按摩齿龈数次。

4．加强舌肌运动训练

（1）舌头的被动运动：让患者用纱布裹住舌头，用手将舌头向不同方向牵拉，见图 3.1。

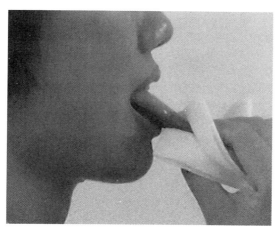

图 3.1 舌头被动运动

（2）舌头的主动运动：让患者将舌头伸前、缩后、舔左右口角；也可让患者用勺子或压舌板让舌头做抗阻运动，见图 3.2。

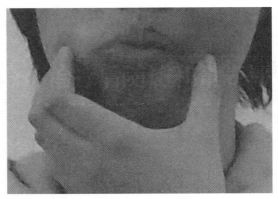

图 3.2   舌头主动运动

5. 咽部冷刺激与空吞咽训练

让患者用冰冻的棉棒蘸少许水，轻轻刺激软腭、舌根及咽后壁，然后做空咽动作，每日 2～3 次，见图 3.3。

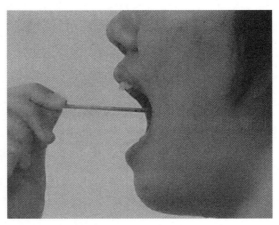

图 3.3   咽部训练

6．发音训练

一般在早晨或午休后进行，让患者缩唇、做吹口哨动作。

7．喉部训练

让患者经鼻深吸气，闭唇屏气 5 s，然后发长"啊"音；重复数次后，让患者反复发长"啊"音 5 次，屏气 5 s，然后咳嗽。

8．"漱口"训练

让患者用 3 ml 以上冰水漱口，漱口时间持续 5 s 以上。

9．咳嗽训练

让患者深吸一口气，让其家人一手按压患者的"天突"穴，一手按压患者的腹部，让患者快速用力咳嗽，见图 3.4。

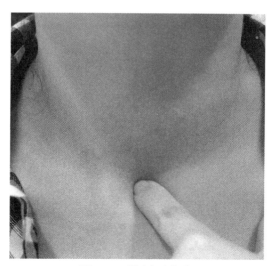

图 3.4　按压天突穴

10．面部肌肉及口轮匝肌功能训练

让患者轻张口后闭上，使双颊部充满气体，鼓起腮，随呼气轻轻吐出。

11．下颌运动训练

让患者咀嚼、主动或被动地活动下颌。

（二）摄食训练

张口摄食困难主要是由于放疗引起颞颌关节邻近的软组织纤维化所致。基础训练后，即可开始进行摄食训练。摄食训练前后要认真清洁口腔，注意选择适于患者进食的环境、体位、食物形态及进食的一口量。

1．训练前提

必须在患者清醒、不疲劳、无痛苦的情况下进行。

2．体位

取躯干前倾30°，头颈部前屈，健侧在下，这样食物不易从口中涌出，有利于食物向舌根运送。减少食物向鼻腔逆流及误咽风险的半卧位。

3．食物的形态

选菜泥、果冻、蛋羹等有适当黏性、不易松散、通过咽及食管时容易变形、不易在黏膜上残留、味道能引起患者食欲、最易在口腔内控制和吞咽、不过热过冷的食物。

4．一口量

一口量即最适于吞咽的每次摄食入口量。对患者进行摄食训练时，如果一口量过多，会导致食物从口中涌出或引起咽部残留，导致误咽。如果一口量过少，则刺激强度会不够，难以诱发吞咽反射。一般先以少量试之，然后酌情增加。

5. 喂食方法

康复人员从患者健侧用勺子盛少量食物放在患者舌后部并轻压一下，以刺激其知觉，促进其舌运动。如患者不能闭口，康复人员可用手按压其口角，以增加其口腔内的压力；如患者吞咽动作开始，可轻轻上抬其甲状软骨，使其顺利咽下食物。另外，还应注意餐具的选择，开始时采用薄而小的勺子为宜。

6. 减少残留食物

患者每次进食后，要反复做几次空吞咽，以使食物全部咽下，然后再次进食。也以让患者每次进食吞咽后喝 1～2 ml 的温水，这样既有利于刺激诱发吞咽反射，又能达到除去咽部残留物、防止引起误咽的目的。

7. 进食注意事项

应从中线上送入食物，以便患者能看到和嗅到食物。只要有可能，就应让患者自己进食。当将盛着食物的勺子送入患者口中后，应坚定地在其舌前 1/3 处将勺子向下后压并倾出食物，然后迅速撤出勺子并立即使其闭合唇和下颌。应使患者对头轻屈，以利其吞咽进食。器具包括勺子、吸管、杯子等，最好采用凹陷部分小的勺子，以易于送入食物。由于液体比固体易于吸入气管，饮液体时，最好用有弯唇的塑料杯；让患者轻屈头，将杯唇靠在其下唇上，送入少量液体后，将其唇和下颌关闭并鼓励其吞咽。如果患者唇闭不严，可用杯唇加以刺激。食物要可口、悦人，符合患者的习惯。对有吞咽困难的放射性脑和脊髓损伤患者，很多食物都有一定的危险，这些食物包括：①富含纤维的食物，如菠萝、豆类、莴苣、芹菜；②蔬菜和有皮水果，包括豆荚、豌豆、葡萄；③混合黏度的食物，包括没有掺杂牛奶的谷类、与稀汁、汤等混合的搅碎后的食物（其中尚有面团）；④脆的食物，包括烤面包、蛋糕片、干饼干、油炸马铃薯片；⑤有渣的食物，包括面包渣、饼渣、干饼干、面包皮；⑥硬的食物，包括煮过的、需要咀嚼的糖果、糖块、种子、干果；⑦含皮的食物，包括甜玉米、谷类面包。

（三）穴位刺激

针刺风府、人迎、百劳、廉泉穴位；或用维生素 B_1、维生素 B_{12} 和普鲁卡因封闭廉泉穴、风池穴、增音穴、天突穴和合谷穴。

（四）特殊问题的处理技术

1. 唇、下颌闭合不良

治疗者一手将患者的下颌向上托使其下颌紧紧地闭上，另一手用力刺激其下颌周围的部分。如果患者的唇闭合不对称，应刺激其唇闭合不严的一侧。如果患者的颊部紧张，影响了其唇的闭合，则治疗者将示指放入其颊内面并在其唇闭合的方向上颤动。

如果患者能自己做这些，则让其自己做。

2．吞咽不良和舌运动

放射所致的组织纤维化可限制患者的舌的正常运动及功能。舌的一个最重要的运动是舌后 1/3 的抬起，这有助于吞咽。对于上述功能障碍的康复治疗，主要是针对吞咽及舌的运动来进行。

（1）吞咽康复：①用示指下压和略向后推患者的舌的前 1/3，以刺激其舌后 1/3 的上抬和后口腔的闭合；②刺激舌缘卷起：正常舌外缘可以卷起，以使食物形成食团后送入。用中指在患者舌外缘的下方以对角线的方向对其舌进行指压，以刺激其舌缘卷起；③在患者的舌的前半部对其进行指颤并坚定地下压，可以刺激其舌肌的收缩以准备食团和吞咽。上述方法重复数次，与促进患者唇、下颌闭合的技术交替进行，以便患者得到吞咽康复。对患者的吞咽的附加刺激是在其舌的基部加以坚定的压力并用手背轻拍其下颌。

（2）舌的运动：康复治疗主要是针对舌的前伸、回缩、侧伸和上抬来进行。①鼓励患者尽量向前伸舌，维持 2 s；②将舌尖伸向右侧，维持 2 s；③将舌尖伸向左侧，维持 2 s；④上抬舌尖，抵于门牙牙根处，维持 2 s；⑤以干净纱布包裹舌体，尽量向外拉伸舌，维持 2 s。每日重复上述运动 5～10 次。

（3）口腔感觉降低：按摩患者牙龈外面、颊内面并对其舌进行指颤，均有助于改善其口腔感觉。

（4）口腔过敏：先在患者最不敏感的区域上施加坚定的压力，以减少其对触觉的不悦反应。将患者的下颌持于闭合位，沿患者的唇的闭合方向按摩其唇，在其能耐受后，将手指放入其口内用力按摩其牙龈，先外面而后内面。对其舌进行指颤会得到进一步的脱敏效应。

（5）反射异常：患者咽反射亢进时，将任何东西放入患者口中都会引起其作呕，此时应使用上述（4）法进行脱敏。如果患者呕吐反射过弱，则易于吸入食物和液体，此时应使用上述（3）法刺激。对于患者的悬雍垂和软腭，可直接用软驼毛刷或棉棒刺激；对患者软腭的刺激要迅速施加并继之以唇和下颌的闭合训练。患者咬合反应阳性时会咬住任何靠近口的东西，可于放入牙垫后，用手指按摩患者牙龈的外面来脱敏。对于口难张开的患者，可在其颞颌关节上用拇指坚定地加压，或从其鼻到口侧用力按摩，这些均有帮助。给患者喂食时，一定不要将勺匙压在其下颌的底部，否则会引起其咬合反射。

（6）面部表情不良：从四周由下往上按摩患者不活动的脸，有助于改善其面部表情不良。

（五）张口受限的康复训练

鼻咽癌患者放疗后，常出现张口受限及牙关紧闭，这些主要是由于颞颌关节邻近的软组织纤维化所致。坚持系统的康复训练，通过主动、被动活动，如反复的张口，下颌前伸、侧移，以及口颌部的关节运动，可以改善颞颌关节软组织的柔韧度和弹性，改善关节活动度，有助于促进血液循环，促进炎性物质吸收，预防组织纤维化或纤维组织粘连挛缩，从而有效预防放射后张口困难。有研究表明，鼻咽癌患者放疗结束后立即进行功能训练可有效防治张口困难。

1. 颞颌关节运动训练

（1）张口运动：每日做最大幅度的张口训练，慢慢张嘴，持续5 s，再慢慢闭嘴。再练习咀嚼、鼓腮、微笑、屏气及发声运动，每日5~6次，每次5~15 min。

（2）下颌侧移运动：微张嘴，下颌向左缓慢移动到底，回到中线；再向右做同样的动作。

（3）戽斗运动：向前伸下巴，到底做戽斗状；再回到原来位置。

（4）圆周运动：张口，顺时针或逆时针运动下颌一周。

以上康复锻炼每日重复5~10次，每次做5~10次上述动作。

2. 口颌部拉伸运动训练

（1）使用手指张口运动：将示指及中指分别卷上纱布，放在上下牙齿中间，将示指及中指尽量互相分开，使口腔拉开。

（2）使用双手张口运动：将左手及右手分别卷上纱布，一手固定于上颌，另一手固定于下颌，再将双手尽量互相分开，使口腔拉开。

（3）使用张口器进行张口运动：将适当大小的张口器放入口

内，先由 5 s 开始，再逐渐增加次数及时间；拉伸时口腔肌肉要放松。

（4）使用木质压舌板撑开受限口颌，依张口受限恢复程度改变压舌板数目。

上述运动（1）~（4）每天各做 3~5 次，每次运动时间约 3 s，完成后，再进行（4）运动，每个运动各做 2 次，每次先由 5 s 开始，再逐渐增加拉伸运动的时间。

3. 软木塞训练法

研究发现，口含软木塞有助于患者张口锻炼及活动颞颌关节。本法简单易行，取材方便，价格便宜，患者易于接受，并且效果满意，但目前尚无专门用于放射损伤后张口训练的器械或物品。

（1）选取细端直径 3.2 cm、粗端直径 3.8 cm 的普通软木塞。评估患者做最大张口动作时上、下门齿之间的距离；对于距离较窄者，将软木塞的细端放于门齿之间；对于距离较宽者，可选择粗端。如患者门齿间距小于软木塞的细端直径，可根据患者门齿间距的大小，对软木塞做适当的切削，使其直径接近患者的门齿间距。以后可根据患者锻炼后门齿间距的变化情况更换软木塞。

（2）张口训练可于放疗开始前 3 天开始，将大小适合的软木塞置于上下门齿之间做咬合状，每日 4~5 次，每次 10~15 min，坚持 1~2 年。如张口训练后出现双侧颞下颌关节酸胀、疼痛，可增加训练次数至 8~10 次，缩短每次训练的时间至 5~10 min，并逐渐过渡到常规方法。有研究表明，每日咀嚼口香糖配合软木塞训练法也可取得较好效果。伤科灵外用有活血化瘀、消肿止痛的效果，自放疗起每日应用伤科灵按摩颞下颌关节处 5 min，可促进张口受限康复。

（六）构音障碍的康复训练

放射后声音嘶哑主要是由于声带纤维化及水肿、喉软骨损害和神经组织受累所致，表现为发音不准，吐字不清，语调及语速、节奏异常，以及鼻音过重等言语痛觉特性的改变。通过康复锻炼可有效改善发音器官肌力及协调不良问题，提高患者的生活质量。

1. 松弛疗法

部分构音障碍患者常出现躯体过度紧张的表现，本疗法的目的在于使患者言语肌紧张性降低，包括上下肢、胸腹背部、肩颈头部松弛，为呼吸及发音打基础。

2. 呼吸训练

对呼吸气流量和呼吸气流的控制是正常发音的基础，同时也是语调、节奏形成的先决条件。具体做法为：鼻吸气，嘴呼气，呼气前要停顿，以免过度换气；逐渐增加呼吸时间，在呼气时试发摩擦音、元音。

3. 发声训练

发声训练有助于患者抬高喉头，有利于患者语音及吞咽的恢复。患者应尝试发出喉音，并抬高音调，直至发出响亮刺声，并尽量以最大音量维持数秒，必要时可由医生协助发声。

（七）颈部组织纤维化的康复训练

放疗后颈部关节肌肉可形成纤维化，导致颈部软组织挛缩和活动受限，从而造成颈部疼痛、转颈困难及姿势不良。每日进行规范性的颈部运动，可防止颈肌纤维化的形成，对已形成的软组织挛缩和活动受限则可改善其症状。治疗的方式以颈部关节活动及伸展颈部运动为主。

1. 颈部关节活动运动

（1）颈部前屈及后仰：缓慢地将头部向前弯曲到底，然后回到中线；缓慢地将头部尽量后仰，然后回到中线。

（2）颈部左右转动。

（3）颈部侧斜运动：将左边的耳朵缓慢向左肩靠拢，回到中线；再向右边做同样的动作。请注意，运动中肩膀不要抬高。

（4）缩下巴运动：将下巴向内收向胸部靠拢，再缓慢地回到原来的位置。

（5）颈部旋转运动，将颈部向顺时针方向缓慢转动，再回到原来的位置；再向逆时针方向转动，再回到原来的位置。

2. 颈部拉伸运动

做完颈部关节活动之后，再做下列运动。每个动作各做 1～2 次。

（1）后颈部拉筋运动：将头下垂，双手指交叉置于头顶上，双手及头部自然下垂，用手的重量自然牵拉后颈部。

（2）侧颈部拉筋运动：将左边的耳朵向左肩靠拢，左手置于头顶上，用手的重量将右侧颈部肌肉拉长；再向右做同样的动作。请注意，被拉筋的肌肉要尽量放松。

（3）斜前侧颈部拉筋运动：将颈部向左后方侧仰45°，将左手置于头顶上，用手的重量将右颈斜前肌肉拉长；再向右侧做同样的动作。

（4）斜后侧颈部拉筋运动：将颈部向左前方侧弯45°，将左手置于头顶上，用手的重量将右颈斜后方肌肉拉长；再向右做同样的动作。

每天颈部关节活动运动各做3~5次，每次动作时间约3 s；颈部拉伸运动各做2次，每次5~10 s。运动时身体需放松，以持续且缓慢地将肌肉拉到略为紧绷但不疼痛为运动原则。

五、临床护理

放疗后只有进行综合护理，真正将生物 - 心理 - 社会医学模式贯彻到临床实践中，才能为患者顺利接受放疗及恢复健康创造有利条件，才能提高癌症患者的生存质量。

（一）皮肤护理

放射性皮肤损伤主要是由于电离辐射损伤皮肤的生发层细胞

和皮下血管所致。辐射首先引起照射部位毛细血管反射性扩张，局部形成充血性反应，出现红斑。随着放疗的进行，出现血管损伤和微循环障碍：血管内皮细胞增生肿胀，管壁增厚，管腔变窄、闭塞，导致受照部位组织供血不足，使物质交换受限，组织细胞变性坏死，广泛纤维化。照射后的纤维化改变也是晚期发生血管进行性减少的重要原因之一。

皮肤反应包括皮肤变化、疼痛、发痒及灼热感等症状，不但造成身体上的不适，也影响日常生活，降低生活质量。放疗后皮肤护理的主要目标在于保持皮肤的清洁、舒适，减少因皮肤反应造成的疼痛，预防感染及促进伤口愈合。

1. 放疗后一般皮肤护理

照射部位应避免过度日晒，避免衣物压迫束缚或衣服材质过于粗糙摩擦皮肤，避免涂抹化妆品；并应修剪指甲，避免抓破皮肤；头颈部肿瘤男性患者最好使用电动剃须刀剃须。

2. 皮肤红肿及干性脱屑的护理

临床上有皮肤红斑和干性脱屑时，可局部涂抹乳液、乳霜、维生素 E 软膏或保湿霜，以减轻皮肤反应所引起的干痒及其他不适反应。但近年来相关的研究显示，上述产品中有些成分（如石化产物：镁、铝、锌）甚至会造成放疗皮肤反应加剧的情况。尽管有研究显示当放射剂量大于 27 Gy 时，使用芦荟可延缓放疗引起的皮肤反应的发生，但使用芦荟胶的患者出现干性脱屑的情况较为严重，尤其是在放疗结束 3 星期后更为明显，因此，在放疗期间并不建议使用芦荟胶。过去认为，使用类固醇类药膏会改善皮肤发炎及发痒的症状；但近年来研究发现，使用类固醇类药膏虽可减少放疗后皮肤反应，但其对于发痒及疼痛缓解无显著作用；甚至有部分学者提出，使用类固醇类药膏时患者会有局部烧灼感，并且使用类固醇会掩盖感染现象并影响伤口愈合，且使用后局部皮肤有变薄的情形。目前临床上公认，凡士林不能使用于放疗引起的皮肤反应，因为其较难被祛除且在治疗时会增加放疗后反应。

3. 湿性脱屑及溃疡的护理

过去曾因使用爽身粉、滑石粉可使皮肤保持干爽而建议将其用于放疗后湿性脱屑，但近期的研究显示，这些产品会阻塞汗腺及毛囊而加重放疗后皮肤反应；而且皮肤若有破损或伤口，这些粉状物会集结成块，形成细菌感染的媒介，因此，目前并不建议使用爽身粉和滑石粉。磺胺类药物主要作用于细菌的细胞膜，引起其变形而损害其功能，以达到杀菌的效果，主要被用于预防和治疗 2 度及 3 度烧伤所引起的败血症。有报道称，使用磺胺类药物治疗放疗后湿性脱屑及溃疡时，局部皮肤会有烧灼感、出疹、瘙痒及疼痛；并且，磺胺类药物对于伤口的抑菌数与生理盐水相比效果有限，还会增加皮肤敏感反应，延长伤口愈合时间。局部使用抗生素药膏可抑制细菌生长，但会刺激皮肤产生抗药性，故目前对使用抗生素药膏与否并无一致看法。近年来的研究显示，伤口在湿润的情况下复原较快。故当出现湿性脱屑及溃疡的皮肤反应时，首先应维持皮肤伤口的无菌与滋润，于疗程结束后再使用水溶性胶敷料，这样可改善换药所引起的疼痛；其次应注意有无细菌感染发生，可观察皮肤是否有异味或有不正常分泌物，必要时应进行细菌培养。

（二）口腔护理

头颈部放疗中，由于放疗野区包括整个或部分唾液腺，常引起唾液腺功能障碍，导致一系列影响患者生存质量的并发症。放射性口腔黏膜反应是放疗中常见的并发症之一，其临床表现为不同程度的口腔干燥、口腔黏膜水肿、疼痛、溃疡及进食困难等，严重影响患者的生活质量及放疗计划的顺利完成，造成患者身心痛苦。根据口腔黏膜反应的严重程度分级，放射期间及放射后的口腔护理如下所述。

1. Ⅰ级

每日用漱口水含漱至少 4 次，每次 2 min；可服用清热解毒、养阴生津类药物，如牛黄解毒片、六神丸，麦冬、生地、沙参等中草药，对治疗口干有一定效果。

2. Ⅱ级

此阶段患者口咽部明显充血水肿，有斑点状白膜、溃疡形成，有明显的吞咽痛、进食困难，反应最显著的部位在软腭和悬雍垂。

（1）根据患者口腔 pH 选择适宜的漱口液：在 pH 为 6.5～7.5

者，用 1：5 000 呋喃西林液；在 pH＜6.5 者，用 2% 碳酸氢钠或过氧化氢液；pH＞7.5 者，用 2% 硼酸溶液；含漱 2 min，每日 8～10 次；口腔表面可使用喷雾剂，常用的有桂林西瓜霜、金黄散、溃疡散等，以保护口腔黏膜。

（2）雾化吸入：常用的药物有庆大霉素、地塞米松、糜蛋白酶、利多卡因，可起到消肿、湿化、止痛的功效。

（3）因疼痛而影响进食的患者：在进食前可用 2% 利多卡因溶液漱口，鼓励患者大胆进食高蛋白、高维生素、易消化的食物，补充大量的维生素 B 和维生素 C，保证摄入足够的营养物质，促进口腔病变早日愈合，从而提高患者对疼痛的耐受能力。

3．Ⅲ级

当口腔黏膜出现融合的纤维性黏膜反应时可伴有重度疼痛，此时应加强口腔护理。此阶段患者漱口次数应超过每日 10 次；为防止真菌的感染，可加服氟康唑 50～100 mg/d，并可尝试使用表皮生长因子类药物。

另有研究表明，放疗期间采用口含生理盐水冻制冰块的方法，可有效减轻口腔疼痛，降低口腔黏膜炎的发生率，减轻其严重程度，推迟其发生时间并延缓其进展。其作用可能是通过：①可以将口腔低温环境保持更长的时间：在头颈部肿瘤放疗过程中，放射线对口腔黏膜有较强的直接损伤作用，并且主要作用于分裂增殖快的细胞，因而口腔低温可增强口腔黏膜上皮细胞的耐受性并降低其增殖速度；②每次放疗后口含生理盐水冰块增加了漱口的次数，改善了口腔的卫生条件；③生理盐水冰块虽然对细菌无直接的抑制作用，但其口感好、安全且价格低廉，易被患者接受，可提高防治口腔黏膜炎的效果。

口含生理盐水冻制冰块在临床中使用方便，患者易于接受，值得推广。具体方法为：患者放疗后回到病房立即口含一次生理盐水冻制冰块，每次用冰块 6 ~ 8 块，每次约含 3 min；休息 30 min 后再含一次，至放疗结束为止。

（三）饮食护理

放疗患者易出现胃肠道功能紊乱、味觉减退、口腔黏膜溃疡、张口困难等不良反应而影响进食，从而出现机体营养代谢紊乱。合理膳食能增强机体的耐受力和免疫力，因此，应指导患者合理进食高蛋白、富含维生素和低脂肪的均衡的饮食。此外，应建议患者戒烟、戒酒。对于口腔黏膜损伤较重的患者，给予半流食或流食饮食。还应指导患者进食健脾补肾、补血理气的食物。

1. 强调放疗患者饮食重要性的依据

放疗是应用各种放射线破坏肿瘤细胞或抑制其生长的治疗方法，由于放射线对骨髓的抑制作用，多数患者会出现白细胞和血小板下降、机体免疫力低下。因此，在治疗过程中，一方面患者每日常需摄入超过普通饮食 50 g 左右的蛋白质和 20 cal 热量；另一方面肿瘤本身可以消耗人体的能量，使患者的静息能量增高，这种额外的能量消耗可达每日 630 ~ 1 260 kJ。然而，癌症患者由于种种原因常常不能正常进食，由此如果患者的机体得不到所需的能量，则其本来就能量不足的机体就会加速向恶病质发展；而且当患者看到自己的身体渐瘦，则心理压力又会增加，进一步导致患者的身体加速衰弱。美国癌症中心的营养专家认为，肿瘤患者的饮食与其生存率有非常密切的关系，大约40%的癌症患者实际上死于营养不良。

2. 尽量减轻或消除影响患者进食的不良因素

由于癌组织可产生抑制食欲的蛋白质，使患者丧失口味和食欲，应在消除或减少影响患者进食的不良因素上下功夫。医护人员应从患者的言语、行为等方面观察其内心活动，给予其关心与疏导，使其保持良好的心态，建立起战胜疾病的信念。

（1）医护人员应耐心地鼓励患者采取少食多餐的方式多进食，以营养丰富、清淡易消化的高蛋白、高维生素、高热量食物为主。

（2）应注意食物的色、香、味，调动患者的视觉和嗅觉，以增加其食欲，如菜中可放少量姜汁调味，也可口含鲜姜片或用陈皮、柿蒂、竹茹等中药煎水代茶饮。

（3）对于味觉改变的患者，指导患者根据自己的口味添加调味品，如增加甜度、新鲜度以增强食欲。

（4）医护人员还应争取患者家庭和社会的支持，给患者营造良好的进餐环境及气氛，如请病友及家属共同进餐，以促进患者食欲。

3．血象下降的饮食护理

如果患者白细胞下降明显，可给患者输注分离的白细胞。还可以让患者进食炖乌鸡、花生衣等来补血，每1～2日1次。银耳加冰糖少许蒸化后，患者每日早晚各一匙，可有助于升血象，增强体质。为防止骨髓抑制引起血象下降，要注意加强营养，多食"血肉有情之品"，如鸡、鸭、鱼、肉等，宜采用煮、炖、蒸等方法烹制。还可以选择含铁较多的食品，如动物肝、肾、心脏、瘦肉、蛋黄以及菠菜、芹菜、番茄等。水果可以多食杏、桃、李子、葡萄干、红枣、菠萝、杨梅、橙子、橘子、柚子、无花果等。

4．胃肠道反应的饮食护理

对于患者在放疗过程中出现的不同程度的恶心、呕吐、腹泻等胃肠道反应，在应用药物治疗的同时，还应加强对患者的饮食指导。

（1）鼓励患者大量饮水，可以减轻放疗对消化道黏膜的刺激并有利于毒素的排泄，每天饮水量为2 500～3 000 ml。

（2）指导患者选择高蛋白、低脂肪、高热量及富含维生素的食物（如牛奶、豆浆、鸡蛋、牛肉、禽类、鱼类、新鲜蔬菜及瓜果等）。食物制作宜清淡，易消化吸收。

（3）指导患者少量多餐，每餐量少质优，避免过饱，以免腹胀引起恶心、呕吐。

（4）为患者设定合理的进餐时间，如早餐提前，晚餐推后，避免在放疗后胃肠道反应高峰期进食。

（5）患者不应吃烧焦、盐腌、过热以及刺激性食物，不暴饮暴食，忌烟酒，以减轻胃肠道反应。

5．口腔并发症的饮食指导

由于放疗靶区在患者头颈部，患者的口腔并发症较为严重，表现为口腔溃疡、感染、口干、味觉改变等。如对患者进行联合化疗，则患者的口腔黏膜炎的发生率高达 90 % 左右，且以上各种症状将严重影响患者经口摄入营养。因此，在指导患者积极防治口腔并发症的同时，应根据患者的不同情况进行细致的饮食指导。

（1）对于有口腔溃疡、感染的患者，应指导患者选择营养丰富、易消化、低盐无刺激的流质或半流质食物；对于流质食物，指导患者用吸管吸入，以减少食物对口腔黏膜的刺激；对于口腔溃疡剧烈疼痛者，进食前 30 min 给予 0.2% 利多卡因液含漱，以减轻疼痛，协助进食。

（2）对于口干者，可建议其选用富含水分、易消化的软食。

（3）指导患者保持口腔清洁。

6．出院患者的饮食指导

经综合治疗后出院的患者大多数有放射性口腔黏膜反应，表现为口干、味觉、嗅觉异常而影响食欲。对于此类患者，可指导其及其家属根据饮食原则选择高蛋白、含丰富维生素及富含水分的易消化食物，并建议患者多吃水果及新鲜蔬菜，配合饮用金银花泡茶以改善口干症状。对于有味觉改变的患者，可指导其进食气味较浓的暖食。如患者未发生口腔炎或口腔溃疡，可指导其应用醋等调味剂促进食欲。当患者的口干、味觉改变症状减轻后，应指导其及时恢复正常饮食，以保证营养供给。

（四）情绪障碍护理

癌症一经确诊，患者不仅要面对疾病进展、死亡威胁以及生理功能和外形改变等问题，还要面对放疗后出现的种种放射性损伤及并发症，有可能出现明显的焦虑、抑郁、悲观、精神压力等情绪反应，甚至严重的认识歪曲，从而继发一系列的精神和行为问题。因此，对肿瘤患者的心理干预，应贯穿治疗的全过程。

1. 心理干预

（1）放疗早期的心理干预：医护人员应根据不同患者的心理状态，用通俗易懂的语言向患者详细介绍放疗室环境、照射时间安排、照射次数及放疗时注意事项，使患者尽快熟悉放疗，适应放疗时各种体位要求。医护人员还应通过让癌症患者了解疾病发生、发展、治疗和转归等知识，使他们对所患癌症有一个比较正确的认识，从而树立正确的人生观，勇敢面对疾病，建立起战胜癌症、恢复健康的决心和勇气，从而解除苦闷心理，保持情绪平稳，以最佳的状态接受治疗。

（2）放疗中期的心理干预：放疗中期阶段患者会出现不同的放疗反应，如厌食、恶心、乏力、水肿等，这些反应会使部分患者认为自己的病情加重了，而对放疗效果心存疑虑，甚至产生放弃治疗的心理。这时除了给予一些药物治疗以减轻症状之外，医护人员还要通过向患者耐心解释治疗计划和可能出现的不良反应，给予患者必要的鼓励，以消除患者的疑虑恐惧心理，使患者有安全感。医护人员在治疗过程中应将患者视为朋友，热情地关心他们，指导他们的饮食及照射部位的皮肤护理；还可以通过举证治疗成功的患者，激发他们的生存欲望，让他们树立起治疗信心，以正确对待放疗反应，继续积极配合治疗。

（3）放疗后的心理干预：放疗后期医护人员应通过治疗过程中与患者的交往，不断巧妙地向患者暗示他们的病情正在稳定并逐渐好转、治疗已开始见效、他们的身体正在康复等有利于患者继续与癌症抗争的信息，以改善他们的主观感受，减轻他们心理压力，以使他们能顺利地完成整个疗程。同时，医护人员应做好患者出院的健康教育，指导患者照射结束后生活要有规律，注意合理饮食，保持心情舒畅，适当参加活动，避免过度劳累。告知患者应根据自身康复状况或按医生要求按时复查，以及遇有特殊情况应及时就诊。

2. 药物治疗

对于精神压力极大、情绪不稳定的患者，可给予抗精神病药物治疗焦虑、抑郁症状。

总之，放疗后的康复治疗及护理是放射性脑脊髓损伤治疗的一个重要手段，其对鼻咽癌整体治疗的效果和重要性已得到公认。在欧美康复医学发达的国家，特别是在美国、加拿大等国，康复流程是：在综合医院病房实施早期康复，协助临床治疗，防止并发症的发生；实施早期坐位能力、进食能力的训练，为离开病房进行下一步康复打下基础，此段时间一般为 7～15 d 左右。然后，将患者转移到康复科做进一步的康复治疗，此阶段以康复治疗为主，临床治疗为辅。康复治疗的任务是提高患者的肢体运动功能及日常生活能力，如站立平衡训练、转移训练、步行能力训练及自行进食、如厕、洗澡、整容洗漱、交流能力等训练，此段时间一般为 20 d 左右。多数患者经过这些训练后生活能力会得到改善，回归家庭，其中 80% 会转到社区医疗单位进行进一步康复训练。社区康复的任务是巩固已取得的康复效果，进一步提高患者的运动功能、交流功能和日常生活能力。另外 20% 左右的患者的日常生活能力尚不能达到完全自理的水平，将直接被转到康复中心进行康复治疗，其任务是让患者的大部分日常生活能力达到自理，此阶段一般为 2 个月左右。

近些年来，我国的放射性脑脊髓损伤的康复治疗已取得了一定的进步，特别是通过康复科研工作的开展，越来越多的神经科医生意识到了康复的重要性；但与国外发达国家相比，差距还很大。康复治疗是放射性脑脊髓损伤患者应享有的康复权利，应该得到社会保险、卫生行政部门的相应法律保障。临床医务工作者应重视并积极开展和推广康复治疗。为此，还应加强以下各种形式的宣传教育活动：①医院健康教育：包括在候诊大厅、门诊和病房经常性举办一些健康知识讲座，这种医务人员面对面向患者讲授健康知识效果最佳；有条件的医院也可以在候诊大厅播放一些科普录像片，或在门诊发放一些科普宣教材料，这些都是一些值得推广的办法。②社区健康教育：目前我国城市社区卫生服务体系是将预防、保健、医疗、康复、健康教育等内容融为一体的，全科医生有责任对社区居民提供防治疾病和保健服务，因此，应该逐步在社区卫生服务站建立个人健康档案、筛查高危个体、开展经常性的管理指导和健康教育。③利用大众媒体开展健康教育：报纸、杂志、电视、广播、医学网站都是可利用的宣传教育媒体，这些媒体面向各个层次的人群，可以覆盖更多的人口；尤其是利用电视开展健康教育，城乡家庭都适用，有着其他方式不可比拟的优点，只有这样，放射性脑脊髓损伤患者的身体、心理才能得到较为全面的康复和改善，从而大大提高患者的生活质量。

第四部分　治疗后随访和量表评估

一、推荐的随访

对于鼻咽癌放疗后神经损伤的随访原则和方法，目前尚无国际公认方法。中山大学孙逸仙纪念医院诊治规范推荐的相关内容如下所述。

（一）随访内容

包括定期的神经系统专科体格检查，心肺功能检查，头颅影像学检查，脑电图检查，颈部血管彩色超声筛查，认知功能评估，垂体功能检查。推荐的随访复查方案见表4.1。

（二）随访时间

1. 放射性脑损伤

（1）在急性损伤期和临床缓解期：推荐每个月定期到神经专科门诊就诊 1～2 次，每 3～6 个月全面复查一次。

（2）在囊变期：推荐每 12 个月全面复查一次。

表 4.1 推荐的随防复查方案

疾病类型	复查方案
放射性脑损伤	血常规，生化常规，心电图，胸部 X 线检查，头颅 MRI 平扫＋MRA＋增强，脑电图，双侧颈动脉彩色超声，蒙特利尔认知评估量表（MoCA）
放射性脑神经损伤	血常规，生化常规，心电图，胸部 X 线检查，头颅 MRI 平扫＋增强，双侧颈动脉彩色超声，相关脑神经检查项目（视神经：远近视力、眼压、眼底、视野、视觉诱发电位；动眼、滑车、展神经：同视机检查；听神经：纯音听阈测定；后组脑神经：蛙田饮水试验、吞咽造影、胸部 CT 平扫）
放射性头颈部血管损伤	血常规，生化常规，凝血功能，血脂，血糖，糖基化血红蛋白，心电图，心脏彩色超声，胸部 X 线检查，头颅 MRI 平扫＋增强，头颈部血管造影（CTA/DSA）
放射性垂体损伤	血常规，生化常规，凝血功能，血脂，血糖，糖基化血红蛋白，皮质醇，性激素，甲状腺功能，心电图，心脏彩色超声，胸部 X 线检查，头颅 MRI 平扫＋增强，双侧颈动脉彩色超声，甲状腺彩色超声

2. 放射性脑神经损伤、放射性头颈部血管损伤、放射性垂体损伤

推荐每个月定期到神经专科门诊就诊 1～2 次，每 3～6 个月全面复查一次。

随访期间如有临床症状，则不论是否到随访日期，均应行相关检查。

二、推荐的量表

表 4.2   LENT/SOMA 脑组织评分量表

项目	1 级	2 级	3 级	4 级
主观				
头痛	偶尔且轻微	间中且中度	持续且剧烈	难治疗的和难忍受的
嗜睡	偶尔，不影响正常工作生活	间中，影响工作和生活	持续，需要某种程度的护理	难治疗的，无正常活动，昏迷
智力障碍	逻辑判断方面轻微异常	逻辑判断方面中度异常	逻辑和判断方面明显异常	完全丧失逻辑和判断
功能性能力	可完成复杂任务，可能伴轻度异常	不能完成复杂任务	不能完成简单任务	生活不能自理，昏迷
记忆力	短时记忆下降，学习困难	长时记忆下降，短时记忆丧失	长时和短时记忆丧失	定向力完全丧失
客观				
神经功能障碍	功能正常，几乎不易察觉的神经功能症状体征	能轻易发现的功能异常，正常活动受影响	局部运动障碍、言语功能异常、视力异常等；影响日常活动	偏瘫、偏身感觉障碍、失语、失明等；需要持续护理，昏迷
认知功能	记忆、逻辑和/或判断能力轻微异常	记忆、逻辑和判断能力中度丧失	记忆、逻辑和判断能力明显丧失	完全记忆丧失或无随意思维
人格变化	偶尔且轻微	间中且轻微	持续且轻微	完全性人格缺陷
癫痫	部分性，无意识障碍	部分性，有意识障碍	全面性，强直-阵挛、失神发作	发作 >10 min，伴意识障碍

（续表）

项目	1级	2级	3级	4级
处理				
头痛及嗜睡	偶然的非麻醉类药品	持续的非麻醉类药品，间中低剂量激素	间中高剂量激素	持续高剂量激素，甘露醇或手术
癫痫	行为调节	偶然的口服抗癫痫药	持续口服抗癫痫药	静脉抗癫痫药
认知、记忆	轻度适应	心理治疗及教育	物理康复治疗	需看护人护理
分析				
神经心理学	记忆、IQ或注意力轻度异常	IQ下降10~19分	IQ下降20：29分	IQ下降>30分，但能执行简单任务
MRI	白质局部病灶，脑组织萎缩钙化	白质病灶限于一个脑叶，局限性病灶周围坏死	大片病灶伴局部坏死	白质病变明显，可能需手术干预

CT：（水肿、萎缩的程度）

日期：

MRS：（化学物波谱的评估）

日期：

PET：（代谢活性的评估）

日期：

磁共振图谱：（对认知状态的评估）

日期：

血清：（髓鞘蛋白水平）

日期：

CSF：（总蛋白和髓鞘蛋白水平）

日期：

参 考 文 献

1. Shen Q, Lin F, Rong X, et al. Temporal cerebral microbleeds are associated with radiation necrosis and cognitive dysfunction in patients treated for nasopharyngeal carcinoma. Int J Radiat Oncol Biol Phys, 2016, Apr 1; 94(5): 1113-20.
2. Tang Y, Rong X, Hu W, et al. Effect of edaravone on radiation-induced brain necrosis in patients with nasopharyngeal carcinoma after radiotherapy: a randomized controlled trial. J Neurooncol, 2014, 120(2): 441-447.
3. Ye J, Rong X, Xiang Y, et al. A study of radiation-induced cerebral vascular injury in nasopharyngeal carcinoma patients with radiation-induced temporal lobe necrosis. PloS ONE, 2012, 7(8): e42890.
4. Tang Y, Luo D, Rong X, et al. Psychological disorders, cognitive dysfunction and quality of life in nasopharyngeal carcinoma patients with radiation-induced brain injury. PloS ONE, 2012, 7(6): e36529.
5. Li Y, Shi X, Rong X, et al. Neurosurgery and prognosis in patients with radiation-induced brain injury after nasopharyngeal carcinoma radiotherapy: a prospective study. Radiat Oncol, 2013, 8: 88.
6. Tang Y, Li Y, Luo D, et al. Epilepsy related to radiotherapy in patients with nasopharyngeal carcinoma. Epilepsy Res, 2011, 96: 24-28.
7. Rong X, Tang Y, Chen M, et al. Radiation-induced cranial neuropathy in patients with nasopharyngeal carcinoma: a follow-up study. Strahlenther Onkol, 2012, 188(3):282-6.
8. Tang Y, Shen Q, Wang Y, et al. A randomized prospective study of rehabilitation therapy in the treatment of radiation-induced dysphagia and trismus. Strahlenther Onkol, 2011, 187(1): 39-44.
9. Tang Y, Zhang Y, Guo L, et al. Relationship between individual radiosensitivity and radiation encephalopathy of nasopharyngeal carcinoma after radiotherapy. Strahlenther Onkol, 2008, 184: 510-514.
10. Tang Y, Luo D, Huang F, et al. Ocular ischemic syndrome secondary to carotid

artery occlusion as a late complication of radiotherapy of nasopharyngeal carcinoma. J Neuro-Ophthalmol, 2010, 30(4): 315-320.

11. 李子晨, 容小明, 李艺, 等. 贝伐珠单抗治疗放射性脑损伤的疗效研究.中华放射医学与防护杂志, 2014, 34(3): 188-191.

12. 李艺, 唐亚梅, 罗东华, 等.鼻咽癌放疗后继发性癫痫的研究.中华神经医学杂志, 2013, 11(10): 986-988.

13. 石小蕾, 马珊珊, 罗东华, 等.鼻咽癌放疗后视神经病变的临床研究.中华神经医学杂志, 2013, 12(1): 76-79.

14. 唐亚梅, 容小明, 邓彩虹, 等.放射性脑损伤患者心理状况和生存质量的配对病例对照研究.中国肿瘤临床, 2012, 39(4): 221-224.

15. 胡斌, 蔡望青, 容小明, 等.鼻咽癌放疗后垂体功能减退的临床研究。中华神经医学杂志, 2012, 11(1): 61-64.

16. 丘向艳, 蔡望青, 李海刚, 等.手术治疗鼻咽癌放射性脑损伤临床分析.中华神经医学杂志, 2010, 9(7): 740-743.

17. 王一平, 刘宜敏, 蔡望青, 等.鼻咽癌放射治疗后吞咽困难及张口受限的系统康复治疗与疗效分析. 中华物理医学与康复杂志, 2009, 31(12): 832-834.

18. 沈庆煜, 肖颂华, 叶剑虹, 等.依达拉奉治疗放射性脑病的临床研究.中华放射医学与防护杂志, 2007, 27(6): 568-569.

19. 唐亚梅, 彭英, 等.放射性神经系统损伤.北京: 人民卫生出版社, 2012.

20. 唐亚梅, 等.神经系统放射损伤诊疗手册.北京: 人民卫生出版社, 2012.

21. Argiris A, Karamouzis MV, Gooding WE, et al. Phase II trial of pemetrexed and bevacizumab in patients with recurrent or metastatic head and neck cancer. J Clin Oncol, 2011, 29: 1140-5.

22. Gonzalez J, Kumar AJ, Conrad CA, et al. Effect of bevacizumab on radiation necrosis of the brain. Int J Radiat Oncol Biol Phys, 2007, 67: 323-6.

23. Liu AK, Macy ME, Foreman NK. Bevacizumab as therapy for radiation necrosis in four children with pontine gliomas. Int J Radiat Oncol Biol Phys, 2009, 75: 1148-54.

24. Wong ET, Huberman M, Lu XQ, et al. Bevacizumab reverses cerebral radiation necrosis. J Clin Oncol, 2008, 26: 5649-50.

25. Levin VA, Bidaut L, Hou P, et al. Randomized double-blind placebo-controlled trial of bevacizumab therapy for radiation necrosis of the central nervous system. Int J Radiat Oncol Biol Phys, 2011, 79: 1487-1495.